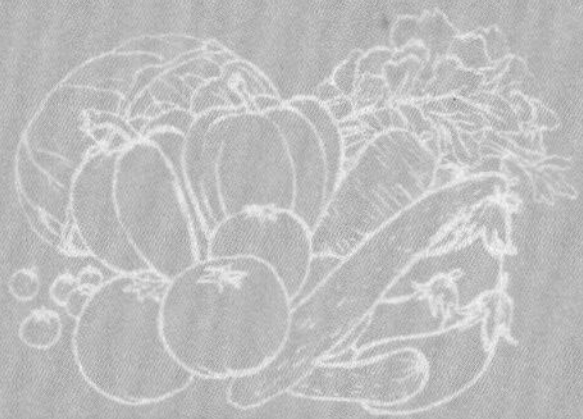

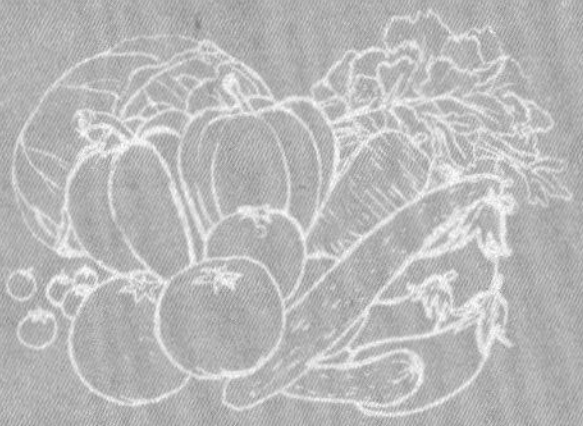

吃出微鹼好體質

50道微鹼料理，讓你病痛不上身

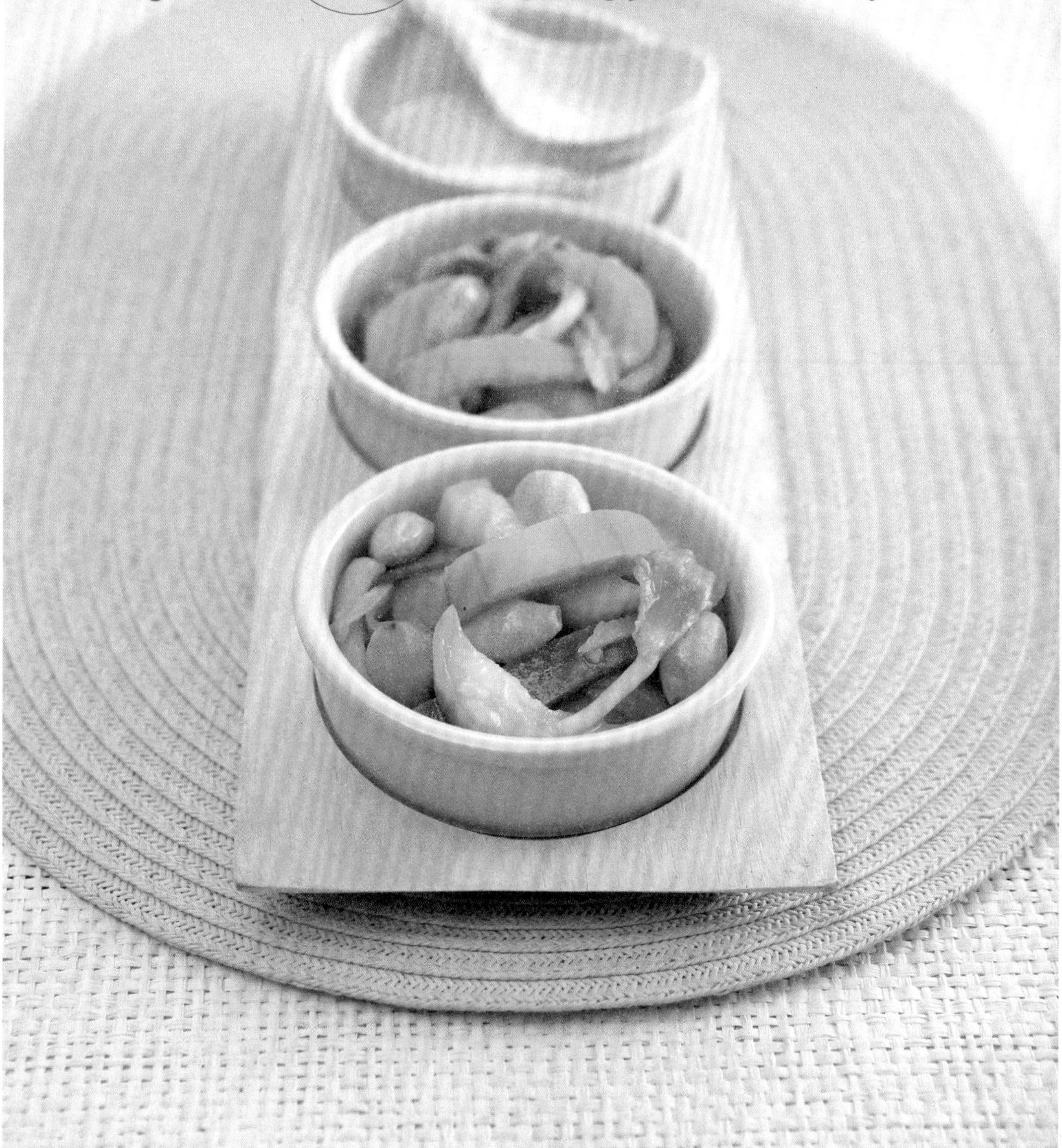

目錄

【序文】

均衡酸鹼飲食才是健康之道

黃苡菱

營養均衡是維持身體健康的基礎，許多的疾病往往就是因爲營養不均衡的結果。近幾年，世界各國都十分重視代謝症候群的預防，而飲食的偏差正是造成代謝症候群的原因，如何做到營養均衡，讓自己可以吃得好、吃得飽、還要吃得健康不生病，是每個人都應該關心與學習的事情。

要學習如何吃得營養均衡有許多的方法，近年來已有許多人注意到體質與食物的酸鹼性的關係，利用維持身體的弱鹼性，建議多攝取鹼性食物，少攝取酸性食物，正好與許多維持健康的飲食方法（如建議多蔬果、少肉食）不謀而合，而這也可以達到飲食均衡的目的。

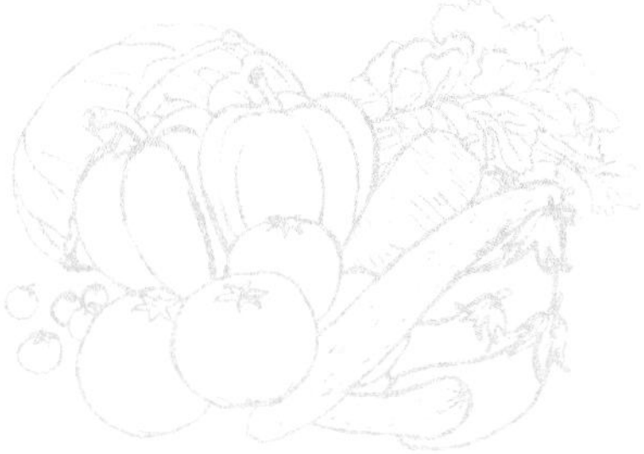

所謂的酸性體質或鹼性體質，僅是一種概念性的說法，是相對的概念，與一般化學所說的酸鹼絕對值不同。日本的西崎弘太郎博士做了食物酸鹼分析，並提出食物酸鹼性的說法，其中所討論的體質酸鹼性，並非是血液的酸鹼性。人體的血液呈現的是弱鹼性，即pH值爲七・三五至七・四五，且必須維持在這個範圍，若超過這個範圍，就是酸中毒或鹼中毒，必須即刻就醫。

所以，一般提到體質是酸性還是鹼性的說法，是說人體的體液，如尿液、汗液或唾液，呈現的是酸性還是鹼性。換句話來說，酸性體質是

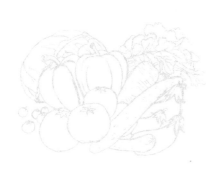

指比一般體質偏酸的狀態，而鹼性體質是比一般體質偏鹼的狀態，用這樣的角度解讀酸鹼體質才會比較正確。

食物的酸鹼性也並非是食物入口所感覺的酸鹼性，而是食物經過乾燒後，其殘留的灰分所呈現的酸鹼性。與食物的酸鹼性有密切關係者，有八種礦物質：鉀、鈉、鈣、鎂、鐵、磷、氯、硫。其中鉀、鈉、鈣、鎂、鐵到了人體代謝之後，就呈現鹼性；而磷、氯、硫到了人體代謝之後則呈現酸性，所以鹼性食物中含鉀、鈉、鈣、鎂、鐵較多，磷、氯、硫含量較少。相反的，酸性食物中含鉀、鈉、鈣、鎂、鐵較少，磷、氯、硫含量較多。

人體有良好的酸鹼緩衝系統，使體液保持恆定的酸鹼值，以緩衝食物酸鹼帶來的影響。所以，食物的酸鹼性對身體所造成的影響其實很微小，但無論吃得過酸還是過鹼，都是一種營養不均衡，久而久之，對健康就會造成傷害。所以，在飲食上也要注意不要矯枉過正！多攝取天然新鮮的蔬果，每天至少有一餐吃未加工的五穀類，蛋、豆、魚、肉類則適量攝取，這樣，要吃得健康，就不再是遙不可及的事了！

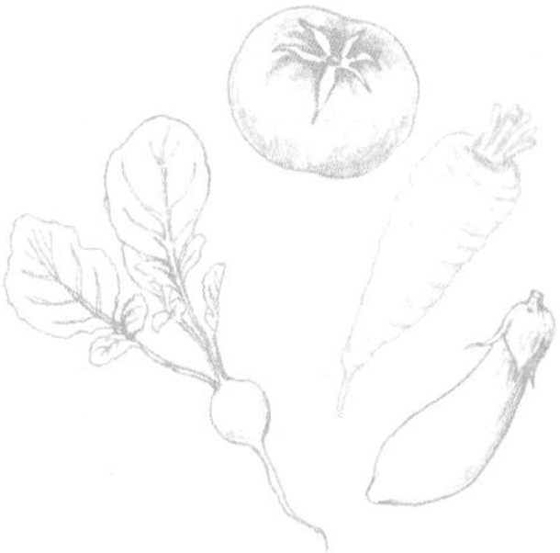

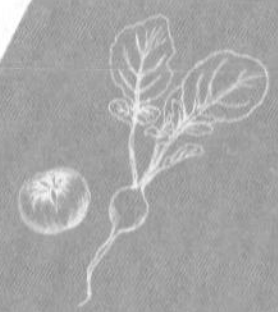

想遠離疾病
就得擁有微鹼體質

「你是酸性體質，還是鹼性體質？」、「酸性體質有什麼不好？鹼性體質又有什麼好？」、「該怎麼讓自己的體質保持鹼性呢？」……相信很多人面對這一連串的問題時，腦子裡浮現的是一堆問號吧。

根據一項針對六百位癌症病人體液分布的研究顯示，其中有百分之八十五的病患屬於酸性體質。

當然，這份研究報告並不代表所有體質屬酸性的人，就一定會得到癌症，但卻說明了一個我們不能忽略的事實，也就是，若體質呈酸性，罹患疾病的可能性就會升高；相反的，若是一個人的血液呈弱鹼性（也就是pH值七．三五至七．四五左右），也就具備了成爲健康寶寶的必要條件了，然而，要讓體質成為弱鹼性，首先就要找出讓我們體質變酸性的主因，而這個主因就是「食物」。

我們每天吃進的食物，經過消化，在細胞內與氧燃燒產生能量，燃燒以後，食物變成了酸性廢物被細胞排到血液中，且積存在身體的某一個部位，成為固化的酸性廢物，像是膽固醇、脂肪酸、尿酸、腎結石、尿酸鹽等，這些無法排除的固態酸性廢物的積累，就是老年疾病以及人體衰老的重要原因。

就醫學上來說，人體只有保持在酸鹼質平衡範圍內，才能保持正常的生理功能，這是因為體質呈微鹼性的人，血液的流動會比酸性體質的人來得順暢，血液中的含氧量和養分也比較高，能增強細胞活力和生命力；此外，弱鹼性的身體環境，能使血清中擁有充足且活躍的鈣離子（每百克血清中約有四毫克），能更有效的清除附著於血管壁上的血脂膽固醇，預防血管硬化，保持血管彈性，清除微血管酸毒，減少阻力，減輕心臟負擔；微鹼體質免疫系統功若能維持在最佳狀態，則能及時清除病原體，還能預防細胞突變。

然而，在另一項針對都市人所設計的健康調查中發現，生活在現代都會區裡的人，有百分之八十以上身體呈現出不健康的酸性體質。這個調查的結果其實是很令人擔心的，因爲如果體液偏酸，細胞的作用以及新陳代謝都會明顯的變弱，長期下來，女性的皮膚不但會顯得暗淡，還會提早出現衰老的現象；少年、兒童則會有發育不良、食欲不振等症狀，發生在中老年人身上，則會引發骨質疏鬆症、動脈硬化、腎結石、關節炎、痛風、糖尿病、腎炎及各種癌症。

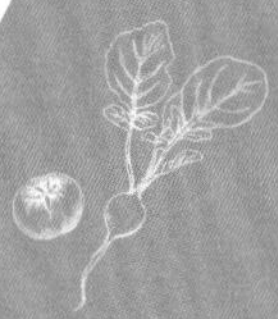

保持鹼性體質的三大原則

既然現在我們都知道了「食物」是造成體質變酸的主因，要改善體質，就得從改變飲食的習慣和觀念開始做起，用糙米替代精米、蔬果的比例高過肉類，自然可以漸漸的將我們的體質調整到正常的弱鹼性了。

此外，要想讓身體始終保持在弱鹼性，除了注意飲食外，還必須兼顧以下幾個方面：

原則一：多運動

多做運動多出汗，可幫助排除體內多餘的酸性物質。

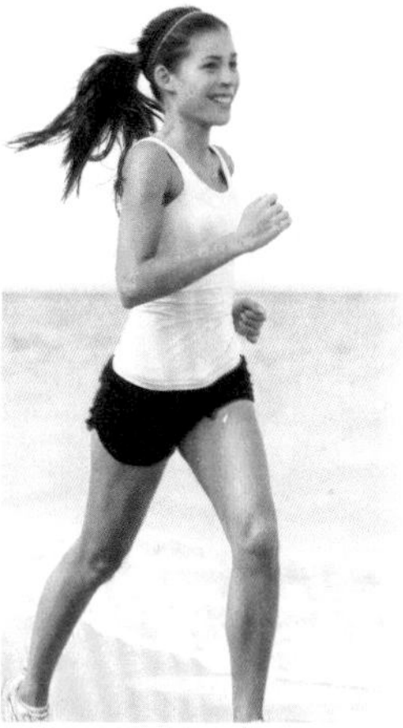

想要保持鹼性體質，
就應多到室外活動。

這個道理簡單易懂，但偏偏大多數的人還是有「能坐著就不要站」、「能躺著就不要坐」、「能騎車就不走路」、「能開車就懶得騎車」……的觀念，造成運動量和運動的機會都大大減少，長期下來就導致酸性代謝物滯留在體內，加速了體質的酸性化。所以，想要保持鹼性體質，就應多到室外活動，跑步、健身操、快步走或有氧運動……對調整酸鹼平衡都是大大的有幫助喔。

原則二：多吃鹼性食物

什麼是酸性食物？什麼是鹼性食物？是用食物的味道來區分嗎？答案當然不是。大多數人認爲酸的東西就是酸性食物，比如葡萄、草莓、檸檬等，其實這些東西正是典型的鹼性食物。

酸性食品和鹼性食品的劃分，所根據的是食物在人體內最終的代謝產物，如果代謝產物內含鈣、鎂、鉀、鈉等陽離子高的，即爲鹼性食物；反之硫、磷較多的即爲酸性食物。換句話說，鹼性食物有瓜果蔬菜、海藻類等；雞、鴨、魚、米等則屬於酸性食物。

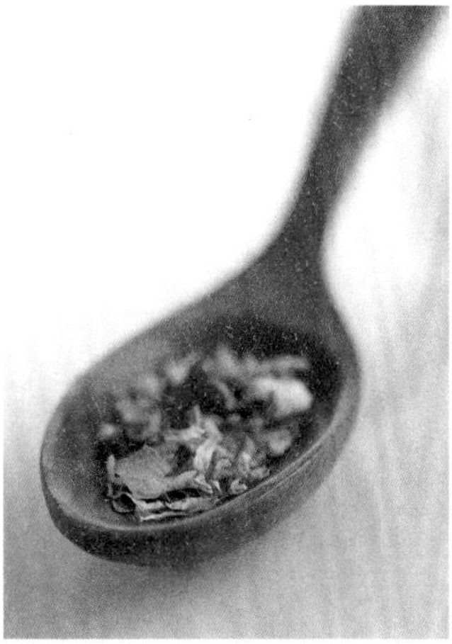

酸性食品和鹼性食品的劃分，所根據的是食物在人體內最終的代謝產物，如果代謝產物內含鈣、鎂、鉀、鈉等陽離子高的，即為鹼性食物。

原則三：用正確的方式喝水

什麼是正確的喝水方式？

開水煮開後，先不要關火，將蓋子打開，讓水多煮三分鐘。這可以使水中的酸性及有害物質隨蒸氣蒸發掉。

開水最好當天喝完。這是因爲開水放久了，水中含氮的有機物會不斷被分解成亞硝酸鹽，同時，難免有微生物的介入會加速含氮有機物的分解。

另外，想改善自己的酸性體質，除了要注意飲食、加強運動之外，還要保持足夠的睡眠，特別要避免熬夜，因為太晚睡會對人體的代謝作用造成影響，所以熬夜會使內分泌燃燒，產生毒素。所以，即使是必須熬夜，也建議不要太頻繁，以免造成身體的負荷才好。

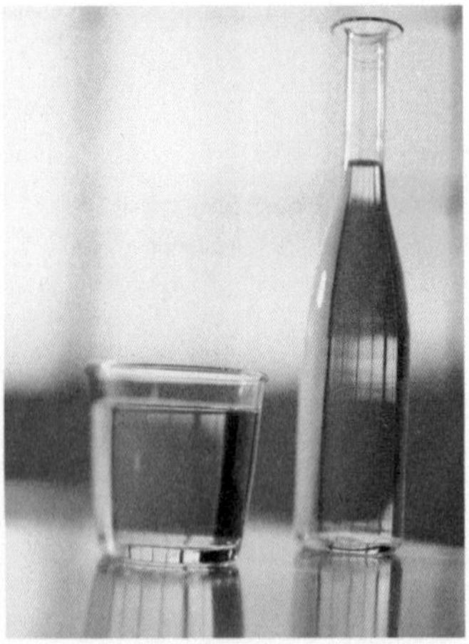

開水最好當天喝完。這是因為開水放久了，水中含氮的有機物會不斷被分解成亞硝酸鹽，同時，難免有微生物的介入會加速含氮有機物的分解。

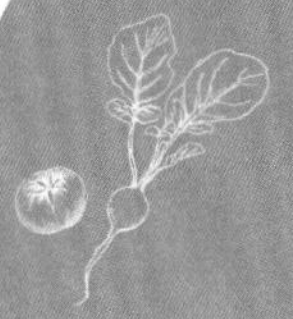

酸性體質會有哪些危險

我們一再的說酸性體質會對我們的身體產生巨大的危害，讓我們罹患各種疾病，那是因為屯積在身體裡的酸性物質會在身體裡產生菌及毒，減低我們的抵抗力和血液循環、代謝的能力，但除了讓我們生病外，酸性體質所帶給我們的危害還有以下幾點：

●血液濃度增高，不易流動：血液色澤加深，黏度增大，甚至發黑而且混濁。

●細胞產生突變：體液受到酸性物質的污染，細胞就會發生突變和死亡，組織器官功能下降，引發各種疾病。

●降低新陳代謝，加速老化：酸性體質會使細胞的新陳代謝減弱，身體的抵抗力降低而易發生各種疾病，使皮膚變得粗糙、多皺紋、色素沉澱、臉色暗沉。

●誘發糖尿病：日本權威醫學文獻報導，人體的體液pH值每下降〇．一單位，胰島細胞的活性將下降百分之三十，容易誘發糖尿病。

●增加癌細胞的生長和轉移：癌細胞周圍pH值爲六．八五至六．九五偏酸性。所以酸性體質利於癌細胞的生存和轉移。

●易形成心血管疾病：酸性體質容易使酸性物質在血管和肝臟堆積，形成脂肪肝和高血脂，進而引發其他心腦血管方面的疾病。

●產生自由基：酸性體質有利於氧自由基的增加，而不利於鈣的吸收。老年性常見疾病，如高血壓、高血脂、糖尿病、動脈硬化、心臟病、中風、腦血栓、腫瘤、老年骨骼疏鬆症等，均與酸性體質有關。

●產生循環障礙：酸性血液，血液混濁，酸毒充斥，會使血管阻塞，循環障礙，代謝廢物無法排出，有利於各種病原體（病毒、細菌等）大量繁殖，進而形成多種疾病。

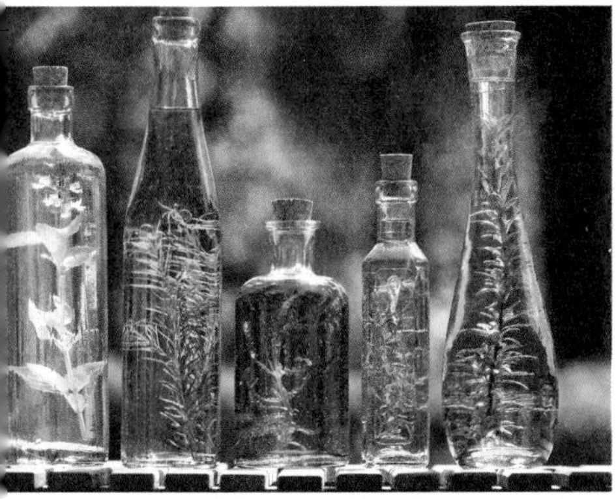

屯積在身體裡的酸性物質會在身體裡產生菌及毒，減低我們的抵抗力和血液循環、代謝的能力。

體質酸化的五大主因

大量攝取酸性食物

如果攝取過多的酸性食物，體內血液的酸度就會增高，血液的流通速度將會減緩，皮膚就會出現暗沉、粗糙無光澤、毛孔粗大等現象。這是因爲皮膚的微循環不順暢，而導致油脂分泌紊亂，所以痘痘、粉刺就出現了。特別是在乾燥的換季季節，酸性體質的人就容易有皮膚搔癢、濕疹和過敏等現象。

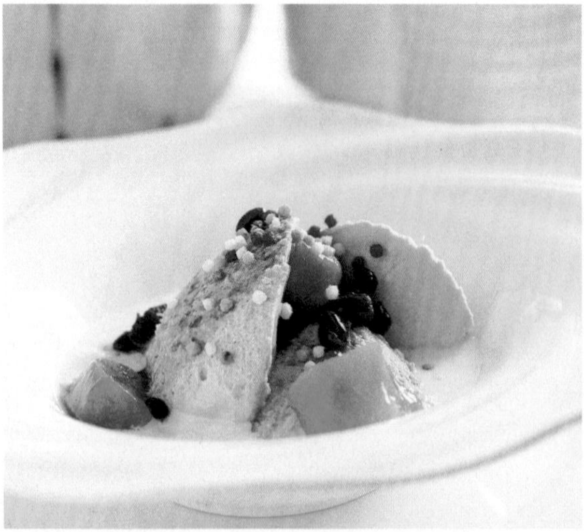

攝取過多的酸性食物，體內血液的酸度就會增高，血液的流通速度將會減緩，皮膚就會出現暗沉、粗糙無光澤、毛孔粗大等現象。

經常吃消夜

一般人消夜所吃的多為高脂、高熱量食品，加上啤酒或白酒，這些都屬於酸性食物的範疇。這樣吃進大量的酸性食物之後，倒床便睡，體內酸毒無從排泄，日積月累便使體質酸化，變成酸性體質。凡是晚上八點以後的進食就稱作消夜，吃消夜隔天會疲倦、賴床不起，肝也會受損，因為睡覺時，人體各器官活動力低，處於休息狀態，因此食物在腸子裡會變酸、發酵，產生毒素傷害身體。

常熬夜

人體內臟受自律神經控制，白天主要是交感神經興奮，晚上則是副交感神經興奮，若讓兩者紊亂，體液的酸鹼平衡也紊亂，就會百病叢生。據統計晚上熬夜的人罹患癌症的機率比正常作息者高出五倍。如果睡太晚，血液循環變慢，氧氣也跟著減少，變成缺氧性燃燒，自然就會使體質變酸了。

不吃早餐

一天三餐中，早餐占了七十分，午餐〇分，晚餐三十分。可見早餐最重要，但很多人往往由於時間的壓迫而普遍不吃早餐，更糟的是，還養成吃消夜的習慣，就算有吃早餐，也多是速食早餐店的漢堡、三明治、咖啡、奶茶……這類酸性食物。所以，從現在起要更重視早餐，學習如何吃早餐。早餐一定要營養而且要選擇能燃燒四至五小時的食物，才足夠一天的消耗量。

吃精緻食物

精緻食物會加速胃腸老化，而少運動且整天坐在辦公室的上班族最容易犯這種錯誤，因爲吃得少，刻意選擇很精緻的食物而少吃粗糙的食物，這種人的腸子老化得特別快，肝功能差，大便是黑色的，而且常會便祕。因爲精緻食物缺乏纖維素，會導致腸子功能變差，甚至萎縮，所有食物變成了毒素，使體質變酸，慢性病也就開始了。

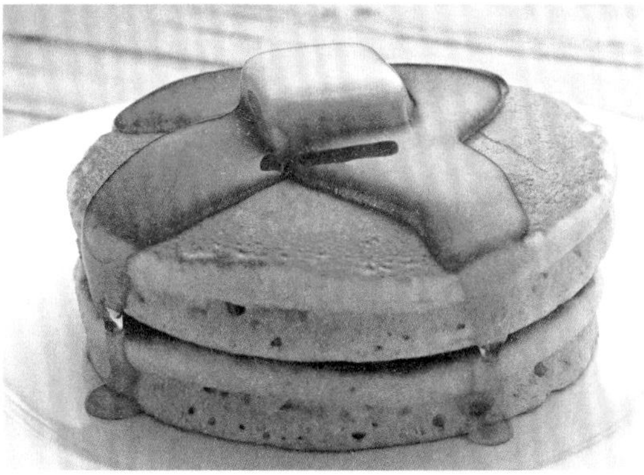

精緻食物會加速胃腸老化，而少運動且整天坐在辦公室的上班族最容易犯這種錯誤。

二十五個問題，為你檢測體液酸化的程度

判斷自己是不是酸性體質其實很容易，可以直接去藥局購買pH精密試紙進行自我檢查（如果買不到，也可以去醫院做測試），尿液中pH值一般為五・五至六・〇，如果早晨檢查發現pH值經常低於五・五就可能屬於酸性體質。當然，到醫院進行體液檢查是最為準確的手段。以下是一項酸性體質的自我檢測：

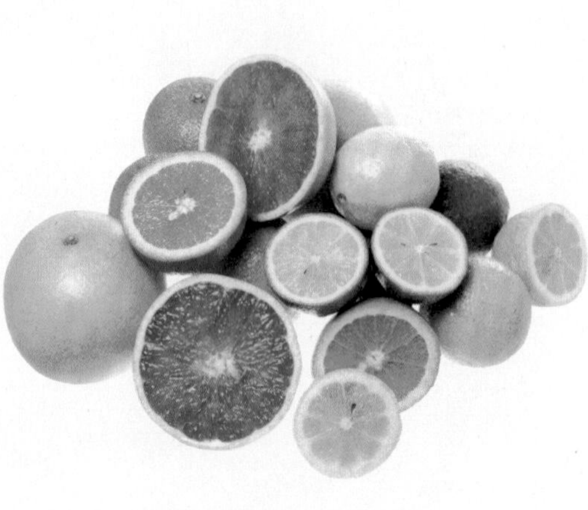

在以下二十五項中你具有的項目上打✓計數

☐ 1.早上起床精神不好

☐ 2.夜裡睡不好（淺眠、失眠）

☐ 3.整天都感到很累

☐ 4.工作想速戰速決，沒有持久力

☐ 5.情緒不穩定，易發怒

☐ 6.易被蚊蟲叮咬

☐ 7.容易患皮膚病

☐ 8.容易發燒或感冒

☐ 9.有高血壓、低血壓、肝臟病

☐ 10.有糖尿病、腎臟病、痛風

☐ 11.經常頭痛、腿痛、肩痠、腰痠

☐ 12.有哮喘病、失眠症、神經衰弱

□ 13. 有胃病、胃潰瘍

□ 14. 有過敏症、便祕

□ 15. 身體肥胖

□ 16. 食欲不振

□ 17. 牙齦易出血

□ 18. 傷口易化膿

□ 19. 易生頭皮屑

□ 20. 喜歡喝（碳酸）飲料

□ 21. 喜歡吃肉，油膩食物

□ 22. 喜歡喝酒

□ 23. 喜歡吃甜食

□ 24. 喜歡吸菸

□ 25. 其他病症

每一項計爲一分，各項相加爲總數。以上症狀（徵兆）總數按年齡對照參考附表，如在低限，表示你身體血液已開始酸化；如在高限，表示已經酸化。

參考對照表（其中資料僅供個人保健參考）

年齡	3至6歲	7至12歲	13至21歲	22至30歲
總數	1至3分	2至5分	3至6分	4至8分
年齡	31至45歲	46至60歲	61至70歲	70歲以上
總數	5至10分	6至12分	7至14分	8至16分

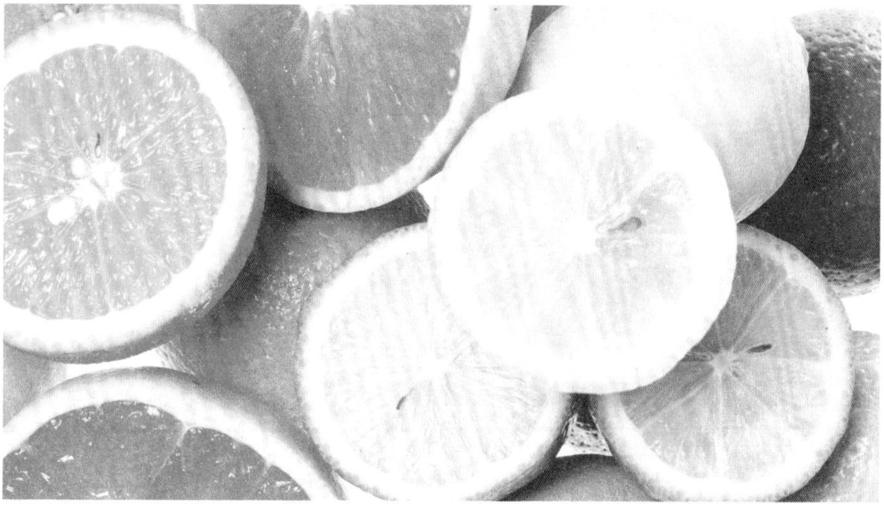

十個飲食的正確觀念

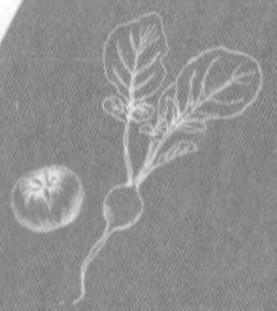

既然「食物」是造成酸性體質的主因之一，那麼，養成正確的飲食觀念和習慣就顯得很重要了，這裡我們提供十個簡單好記的正確飲食觀念，大家如果確實執行，自然能夠將體質慢慢的調回健康的弱鹼性了。

●藥品不如食品：人類的健康不是靠醫藥來維護的，而是靠營養來維護。

●有益的食物絕不偏食：偏食是造成不健康的重要因素。凡是有益於健康的食物，不論自己喜歡與否，都應該吃，這才是正確的觀念。

●吃要吃得營養：營養影響每一個人的健康和幸福，也能影響一個人的思想、生活乃至事業。

●越天然的越好：盡量吃天然的食物，過度加工的食物常流失掉很多營養，例如全麥麵包比白麵包好，黑糖比純白糖好，越精緻的白米營養價值越少，氫化過的植物油失掉很多營養。

●營養成分缺一不可：缺乏一種營養會連帶缺乏多種營養，例如缺脂肪，膽汁

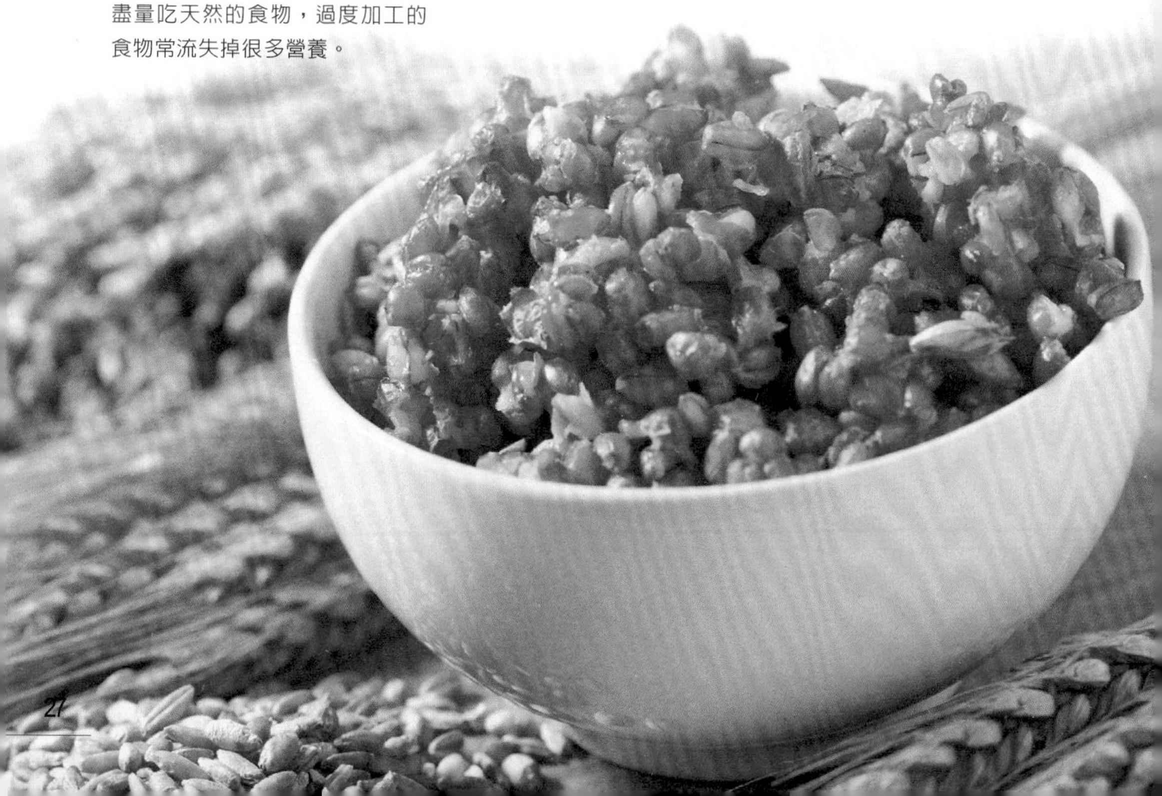

盡量吃天然的食物，過度加工的食物常流失掉很多營養。

少，則維生素A、D、E、K不能吸收到血液中去。又如缺維生素D，則鈣不能吸收而引起缺乏。吃維生素A而沒有足夠的維生素E以預防它受到破壞也是沒有用的。

●攝取一定要均衡：沒有適量的鎂，維生素B_6是沒有辦法吸收的。缺鎂時，鈣也會隨之大量流失。嬰兒缺鎂，會使細胞內的鉀脫出，致使大腸絞痛。因爲營養相互間有密切的關係，所以營養必須要均衡。

●不亂吃高劑量的營養品：營養間有平衡關係，例如健康的人吃維生素B_6太多會引起B_2缺乏而發生口角炎，反之B_2吃多會引起B_6的缺乏而舌痛。但有B_6缺乏症時，吃多並不會有此現象，不過，單一營養素不能長期高劑量地攝取。

●減少生活中的壓力：壓力（STRESS）會消耗身體大量的營養素，造成缺乏而致病。疾病通常分「警告」、「抵抗」、「衰竭」三個階段，應該在警告階段就要補充均衡的營養。這裡壓力是指工作過勞、情緒不好、受傷、細菌病毒感染、睡眠不足、運動不足、服藥或服毒等所形成的精神壓力和生活壓力。

●營養充足就能讓身體早日回復健康：有病要看醫生，但如能配合營養改善會加速痊癒，營養充足也可以減少醫藥的副作用。

●食療不能取代醫療：營養學家不否定藥物對疾病的價值，想進行食療的人，不可以抱有像抗生素藥物對疾病那樣迅速收效的想法，但是食療卻有藥物不能達到的效果。因爲它在治療某種疾病中，同時也能使全身獲得健康。

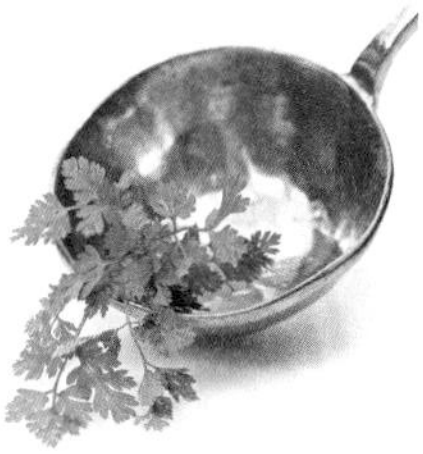

「過去，人們強調膳食營養是以預防營養缺乏爲出發點的，現在則應以預防各類疾病及阻擋外界環境中有害因素爲出發點。」這是第七屆亞洲營養會議期間，由從事全球人類營養研究的歐亞美澳著名營養專家，爲我們帶來的二十一世紀營養新概念。這一新概念將有助於人們從更深的層次上理解營養對人類健康的影響。

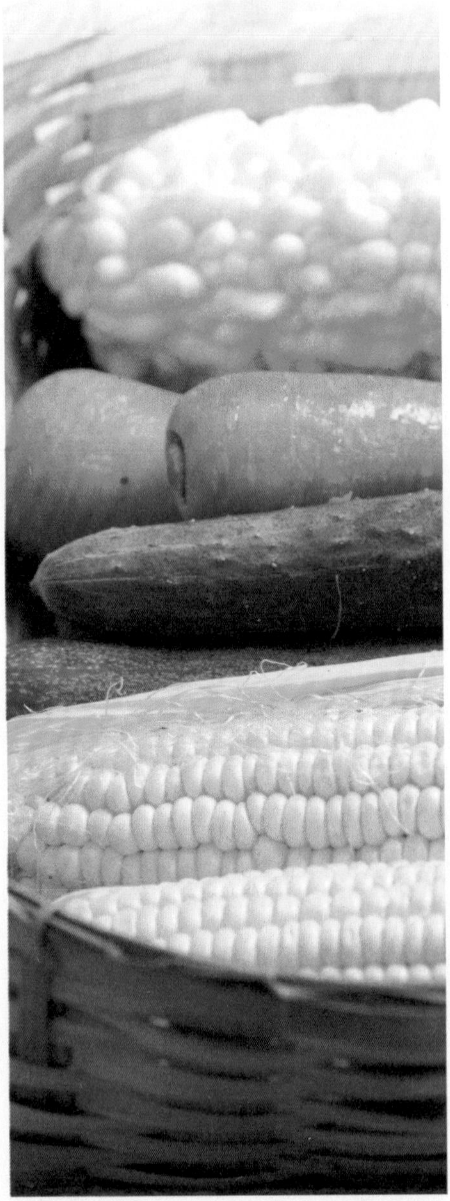

過去，人們強調膳食營養是以預防營養缺乏為出發點的，現在則應以預防各類疾病及阻擋外界環境中有害因素為出發點。

食物二比三，自然變健康

想要以飲食調節體質酸鹼平衡，就得先明白食物的酸鹼性。

體質酸化或酸性體質的人應多吃鹼性食物，少吃酸性食物，使體液變成微鹼才有利於身體健康，但一般正常人也不能過度飲食鹼性食物，因爲過鹼也會有損健康。一般可按二：三，即酸性食物二份與三份鹼性食物組合進餐。

根據中醫的理論，食物有「寒、熱、溫、涼」四性。其中，寒涼性食物，一般具有清熱、瀉火、滋陰生津的功效，大多數的蔬菜類性味爲寒涼性，在體內代謝後呈鹼性，被稱爲鹼性食物。溫熱性食物多具有祛寒壯陽作用，部分屬溫熱性的蔬菜也屬鹼性。肉類和穀物類屬溫性或熱性，在人體代謝後呈酸性，被稱爲酸性食物。

我們平常吃的各種食物經過人體的代謝，會產生酸性、鹼性的物質，用pH值○至十四表示酸鹼的程度，pH值七·○爲中性，pH值小於七·○爲酸性，pH值大於七·○爲鹼性，pH值七至六·五爲弱酸性，pH值六·六至

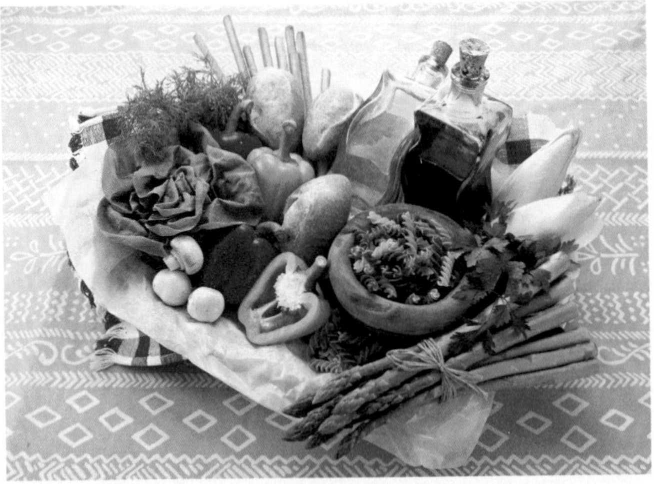

體質酸化或酸性體質的人應多吃鹼性食物，少吃酸性食物，使體液變成微鹼才有利於身體健康。

五．五爲中強酸性；pH值七．七至七．五爲弱鹼性，pH值七．六至八．五爲中強鹼性，pH值大於八．五爲強鹼性。

在我們的食物中，蘋果、山楂、檸檬、陳醋等，吃時口感爲酸味，但經代謝後測定仍爲鹼性。因此，不能憑口感來劃分酸鹼性食物。

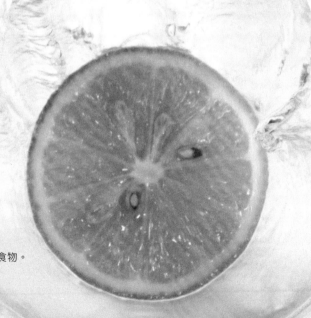

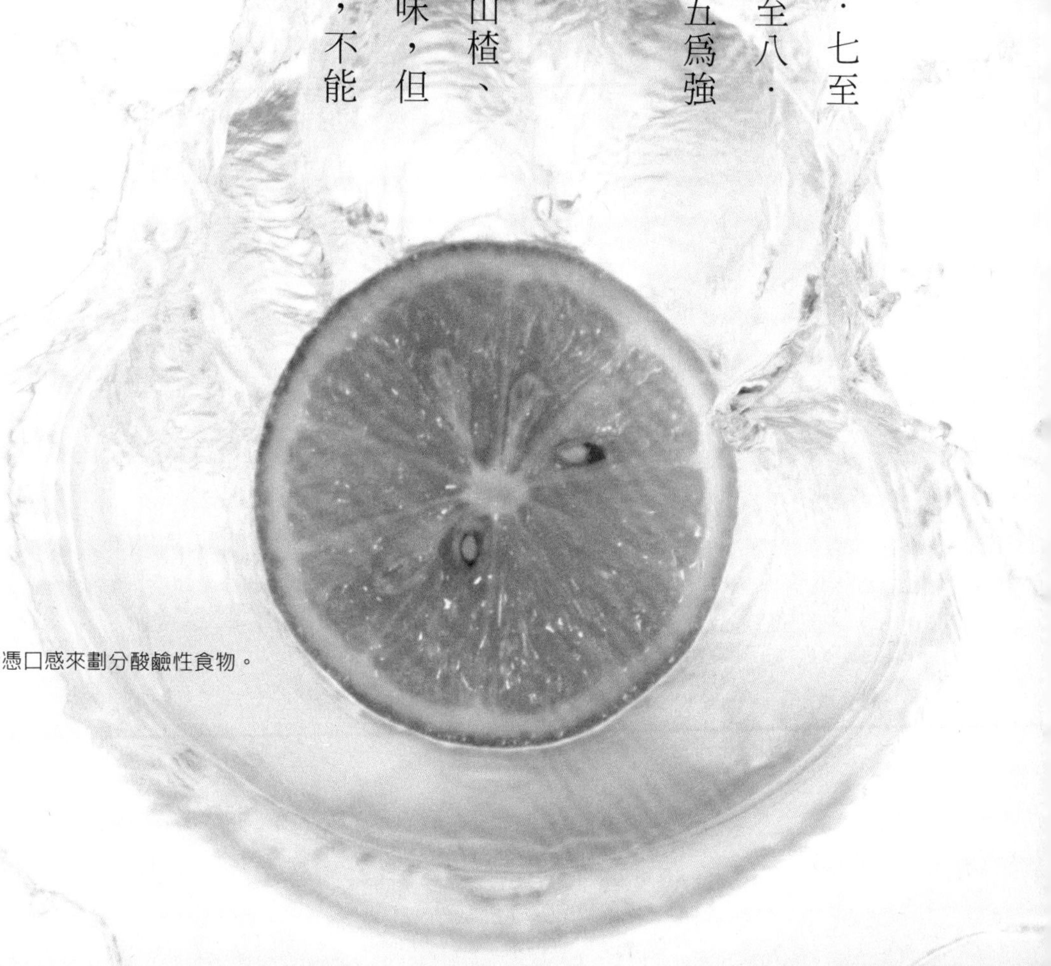

不能憑口感來劃分酸鹼性食物。

常見的鹼性食物

這裡，我們幫大家整理了一個簡單的對照表，裡面的食物大多是我們平常常食用的食物，希望能讓大家在選擇食物上，可以有所幫助。

蔬菜類					
寒性的鹼性食物	蕁菜、馬齒莧、魚腥草、番茄	佛手瓜、西葫瓜、葫蘆瓜、	絲瓜、青苦瓜	竹筍、海帶、草菇、髮菜	仙人掌、蕨菜、枸杞菜
涼性的鹼性食物	蓮藕、蒟蒻、慈菇、粉葛、蘿蔔	白蘿蔔嬰、茼蒿、甜菜	旱芹、莧菜、萵筍、茭白、油菜	生菜、白苦瓜、金針菇、苜蓿芽、黃瓜	木耳菜、綠豆芽、銀耳
平性（不偏寒不偏熱）的鹼性食物	百合、胡蘿蔔、大頭菜、荊芥、白菜、青菜	甘藍、菠菜、花菜、薺菜、芋頭	茄子、豇豆、四季豆、白扁豆、馬鈴薯、紅薯	蘑菇、香菇、猴頭菇、冬瓜、黃豆芽	黑木耳、金針菜
溫性的鹼性食物	山藥、洋蔥、香椿	韭菜、芫荽、甜椒	南瓜、生薑、蔥、大蒜、花椒	芥菜、茴香、八角、山柰	桂皮、冬莧菜
熱性的鹼性食物	辣椒	胡椒	白芥子		

其他	飲料	堅果	水果類			食用藥材類			
食鹽			西瓜、哈密瓜、甜瓜	香蕉、荸薺、蛇莓	奇異果、柿子、鮮棗、甘蔗	夏枯草	蓮心、竹葉心、漏蘆花、青嵩	蒲公英、桑白皮、絞股藍、板藍根	石斛、蘆根、蘆薈、銀花、天冬
	茶葉			羅漢果、李子	梨、草莓、橙、柑、芒果		女貞子、膨大海、槐花	西洋參、沙參、決明子、牛蒡、麥冬	菊花、桑葉、薄荷、地黃、白芍
			烏梅、柚子、枇杷	石榴、鳳梨、檳榔、蜜桔、檸檬、沙棗	桑椹、無花果、葡萄、龍眼		阿膠	金錢草、枸杞子、燕窩、靈芝、芡實	黃精、天麻、黨參、茯苓、甘草、桑枝
食醋、蜂王漿		栗子、杏仁		楊梅、金桔、杏	紅桔、荔枝、木瓜、大棗		杜仲、白朮、月季花、茉莉花、玫瑰花、松花粉	川芎、黃耆、人參、當歸、肉蓯蓉、三七	何首烏、砂仁、蟲草、桂花
食鹼				櫻桃	桃				肉桂

常見的酸性食物排行榜

有人常說，通常我們愛吃的食物，大多是不健康的，簡單的說，也就是酸性食物，你同意嗎？

下面這個表就是酸性食物的大集合，我們也可以來檢測看看自己是不是也在不知不覺中，習以為常的吃進了許多的酸性物質呢？

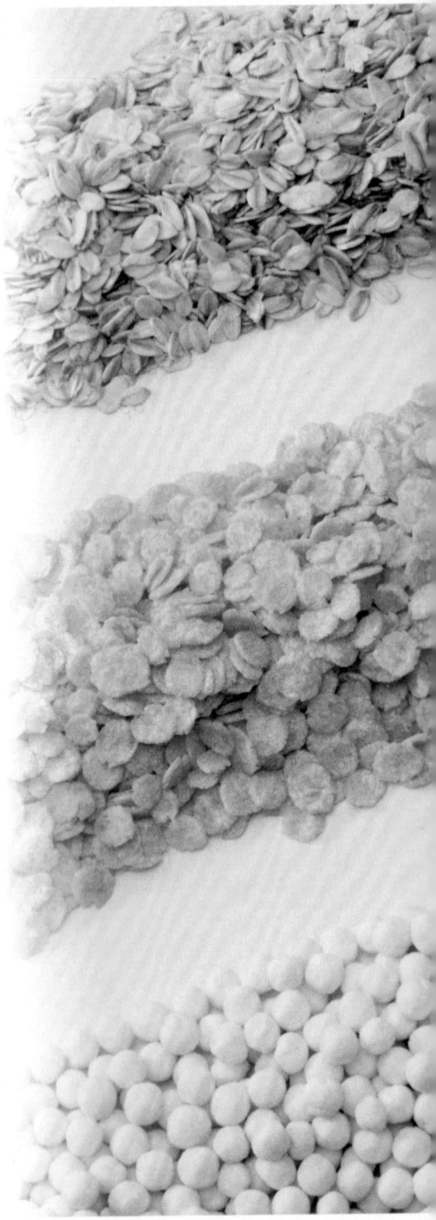

	肉類		禽蛋類		水產類		糧食類		堅果類		其他
熱性的酸性食物	狗肉		鴿								
溫性的酸性食物	羊肉、牛肉、鹿肉、駝肉	豬肝、豬頭肉	雞、麻雀、鵝蛋		鰱魚、鱔魚、蝦肉	海馬、草魚、白鰱	糯米、燕麥、高粱、小麥、秈米	蠶豆、刀豆、雪豆	核桃、花生		花生油、沙拉油、菜籽油、白酒、紅糖
平性（不偏寒不偏熱）的酸性食物	豬肉、驢肉		鵝、鵪鶉、烏骨雞、雞、	鵪鶉蛋、雞蛋黃、	鯽魚、鯉魚、烏魚、武昌魚、魴魚	鱖魚、鮑魚、鰻魚、魷魚、墨魚、黃花魚、泥鰍	粳米、玉米、大麥		銀杏、榛子、蓮子、葵花子、南瓜子	西瓜子、松子、芝麻	大豆油、豬油、糖精、白糖、豆豉
涼性的酸性食物	兔肉		鴨、鴨蛋、雞	蛋白	鱉、烏龜		綠豆、青稞	蕎麥、小米			啤酒、麵筋
寒性的酸性食物	馬肉				田螺、河蚌、牡蠣	章魚、蟹	黑米				醬油

常見食物生理酸鹼度（mmol / 100g）

強鹼性12以上	海藻16.60　海帶14.60
中鹼性 4至12	菠菜12.00　橘子10.00　白蘿蔔9.30 葡萄9.28　香蕉8.40　紅葡萄8.32 胡蘿蔔8.20　蘋果8.20　牛蒡8.01 松茸6.40　萵筍6.30　黃豆5.20 馬鈴薯5.20　雞蛋白4.80　茄子4.60 番薯4.60　胡瓜4.60
弱鹼性0至4	藕3.40　秋馬鈴薯3.20
弱酸性0至-4	蘆筍-0.20　蝦-1.80　花生-3.00
中酸性-4至-12	章魚-4.60　啤酒-4.80　豬肉-5.60 牛肉-5.00　羊肉-6.80　麥麵粉-6.15 麵粉-6.50　特精麵粉-11.10　鰻魚-6.60 鯉魚-6.40　魷魚-8.40　鰹魚-11.10 雞肉-7.00　鳥肉-7.60　清酒-8.00　白米-11.67
強酸性-12以下	雞蛋黃-18.80

注：本表酸鹼度值資料摘自《膳食酸鹼平衡防百病》等有關資料。

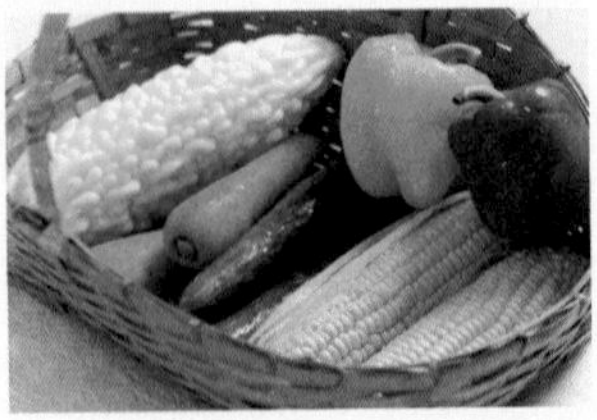

維持微鹼體質的重要食物

不可取代的蔬菜

幾乎所有的蔬菜，尤其是綠葉蔬菜都屬於鹼性食物。蔬菜富含維生素、礦物質、纖維素、黃酮類化合物及多種抗氧化物質，能中和動物性食物代謝造成的酸性物質，改善消化功能，促進腸胃健康。既補充營養，又預防心腦血管疾病，對預防癌症也有一定作用。

每人每天攝入的蔬菜量應達到四百至五百公克。對於酸性體質的亞健康人群、中老年人、慢性病患者更應多選擇較強的鹼性蔬菜。

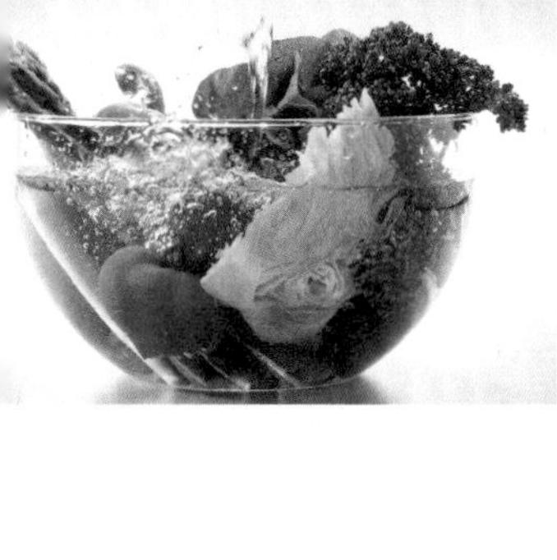

來自海洋的寶藏

海洋中的藻類吸收了來自陸地，包括火山噴出的地球深層岩漿凝聚物在內，由江河沖刷匯集到海洋的各種礦物營養，懷育著各種非常有益於人類健康的營養素，遠遠高於陸地上的動物、植物食品，是人類獲得健康的珍品。

海帶爲強鹼性（鹼性度14.6mmol），屬眞菌類，與人類生物學上的關係較遠，對人類健康非常有益，素有「長壽菜」、「海上之蔬」、「含碘冠軍」的美譽，從營養價值來看是一種長壽的保健食品。

海帶中的蛋白質、醣、鈣、鐵含量，比菠菜、油菜高出幾倍至幾十倍，含碘量百分之三至十。碘是人體甲狀腺的主要原料，可治療甲狀腺腫

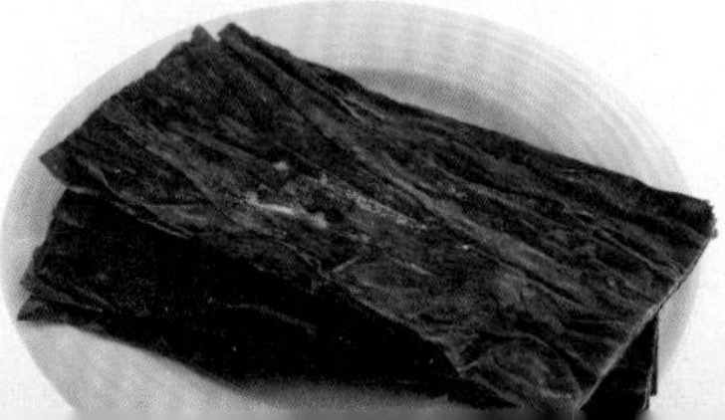

瘤和預防癌症，可使頭髮烏黑有光澤，調節內分泌激素恢復生育機能，消除乳腺增生。

海帶上常附著一層白霜——甘露醇，那是一種貴重藥物，有降低血壓、利尿消腫之功效，並含有大量的多不飽和脂肪酸EPA（二十碳五烯酸），被稱爲人體血液清道夫，能降血脂、血黏度，軟化血管，預防各種心腦血管疾病，含「昆布胺酸」，能降血壓和預防腦出血。含有百分之六十的「岩藻多醣」的食物纖維素，可促進排便，是治療糖尿病的極好食品。

海帶含的膠質能促進放射性物質隨大便排出體外；肥胖者食用海帶也是很理想的「飽腹減肥劑」。近年來由於全球海水污染，海帶可能吸附含有重金屬砷、鉛，宜用清水泡三至五個小時後再食用。

另外必須注意，海鮮（海洋動物肉）都是酸性食物，不宜吃得過多，過多易釀成酮酸、酮體中毒，易患「腎前氮質血症」、痛風等病。須採用二：三的搭配，即二份酸性食物配三份鹼性食物來中和多餘的酸性毒素，使體液保持「微鹼」，所以一週只宜吃一次海鮮。

美味可口的水果

水果含有維生素C、礦物元素、醣類、有機酸、果膠、纖維素及多種抗氧化物質，屬鹼性食物，能中和肉類等酸性食物代謝中產生的酸性毒素，對維持人體健康發揮特殊的作用。水果不含脂肪，有的含糖味甜酸，

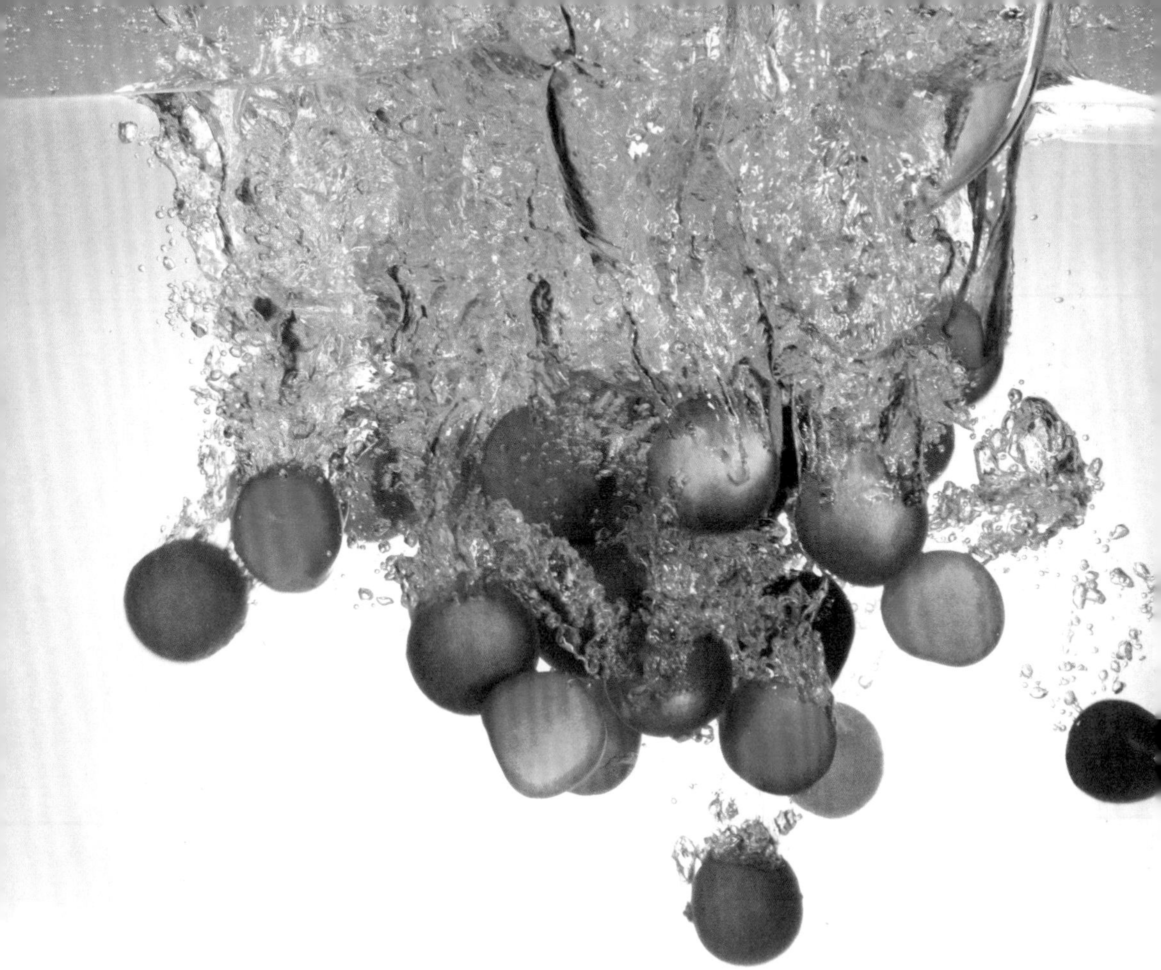

能增進食欲、幫助消化。

水果中含維生素A、C及果膠、纖維素、有機酸，有促進排便、降脂、降壓減肥的作用，能防治眼病、心腦血管疾病和癌症。水果屬於鹼性，能調節體液的酸鹼平衡。

● 蘋果

含豐富的維生素、微量元素、纖維素、醣類、營養素，人稱「全方位健康水果」，含有果膠纖維素，具有潤腸、通便，降血脂、降高血壓、降血糖和抗癌的作用。蘋果酸能提高胃液分泌促進消化，含豐富的鉀，與果膠共同作用可防治代謝症候群。

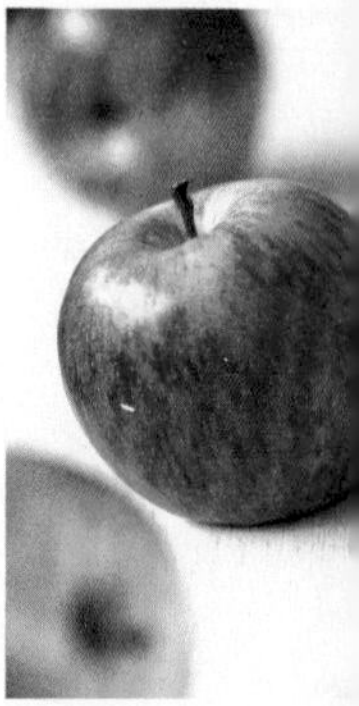

● 香蕉

含有一種特殊的氨基酸，能幫助人製造「開心激素」，減輕心理壓力，解除憂鬱，令人快樂開心，故有「快樂水果」之稱。香蕉還有潤腸通便，潤肺止咳，清熱解毒，助消化，降壓鎮靜、健腦和抗癌的作用。

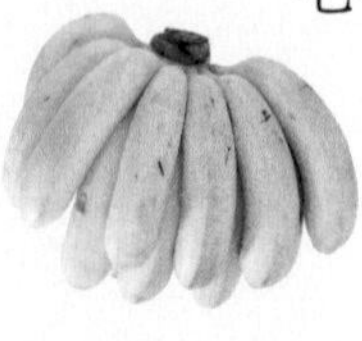

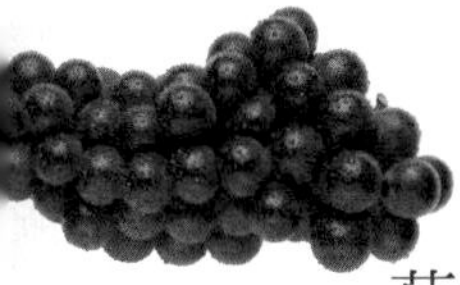

柑橘

包括橘類、橙類、柚類三個大類。中醫認爲，橘、橙、柚都具有止咳化痰的作用。根據現代研究，柑橘含有糖類、較多的維生素、纖維素及生物素。其中含有的類黃酮和一種活性物質「諾米靈」，能抑制和阻斷癌細胞的生長，果膠纖維素能蠕腸通便，尤其能防治大腸癌。柑橘中的果膠纖維素（橙類含量高）還可逆轉動脈硬化。橘子中的橘絡（入中藥），含有「路丁」維生素，能保護血管的彈性和密度，可預防腦出血和視網膜出血。

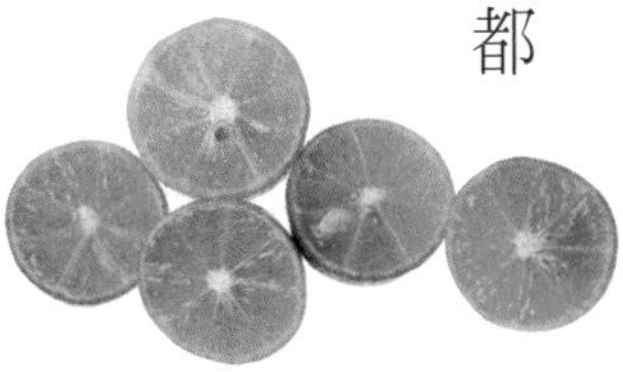

葡萄

有黑色、綠色、紫色、金黃色、紅色或白色等多種顏色及品種。葡萄含糖分和鐵、鉀較多，常吃葡萄能阻止血栓形成，降低血小板聚集力，預防心腦血管病的發生。葡萄含有類黃酮，可清除體內自由基、抗衰老，皮中含有花青素和白藜蘆醇，都是天然抗氧化劑，抑制白血病有較好的功效，所以吃葡萄宜連皮一起吃。近期，美國學者發現葡萄籽中含有一種植物營養叫OPC，是很強的抗氧化劑，比維生素C強二十倍，遠遠高過維生素E和胡蘿蔔素，能清除自由基，延緩衰老。

芒果

被稱為「熱帶水果王」，生津止渴，利尿清熱，能治暈車、暈船的不適症狀。芒果含芒果，有明顯的抗脂質氧化，延緩細胞衰老，提高腦功能作用。其所含的芒果酸及維生素A、C和鉀具有防結腸癌，抑制動脈硬化和高血壓的作用。但患有風濕病、過敏性皮膚病、消化性潰瘍的人不宜吃芒果。

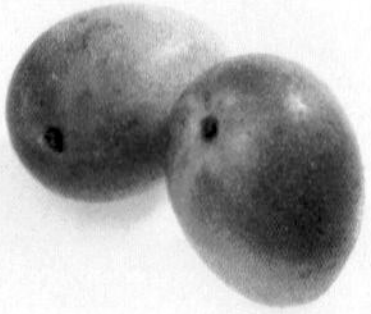

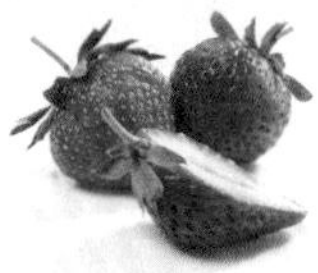

木瓜

世界衛生組織排行水果第一名，人稱「萬壽瓜」、「百益之果」。木瓜含十七種胺基酸、維生素A、B、C、E等，及鈣、鐵、木瓜蛋白、木瓜鹼等。含有豐富的色胺酸，具有催眠鎮痛等作用。含離胺酸抗疲勞強；木瓜蛋白健脾消食，促肉類蛋白質消化；木瓜鹼抗腫瘤，對胃癌、淋巴細胞性白血病有強烈抗癌活性。含齊墩果酸，能護肝抗炎、抑菌、降血脂；還能促進乳腺發育，有催奶增乳作用，還有潤膚美容的作用。

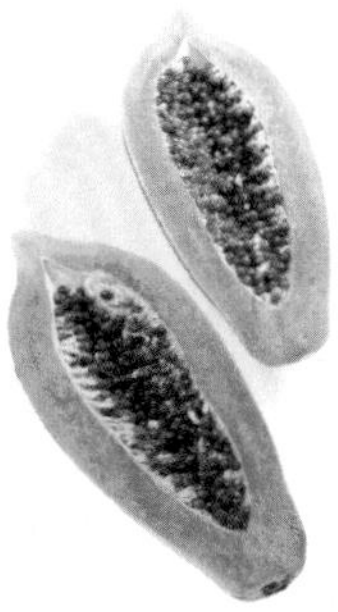

草莓

鮮紅晶瑩、果肉多汁、酸甜可口、香味濃郁，含黃色素（生物黃酮類）等天然色素，呈紅色。草莓含維生素C，每百克可達七百二十七毫克，在水果中名列前茅。中醫認爲：草莓性味涼酸，具有潤肺止咳，清熱涼血，解酒醒腦、滑腸通便、減肥美容等功效，對動脈硬化、高血壓、冠心病、壞血病、結腸癌等疾病有輔助療效。

西瓜

除不含脂肪膽固醇外，幾乎含有人體所需的營養成分，尤其是鉀和維生素A含量高，有人稱西瓜是最營養、最純淨、最安全的食品。西瓜紅釀含番茄紅素，有抗癌作用。希臘用西瓜治療各種癌症和白血病；中醫稱西瓜爲「天然白虎湯」，可清熱解暑、除煩止渴、利尿消腫，用以治療腎炎和高血壓。

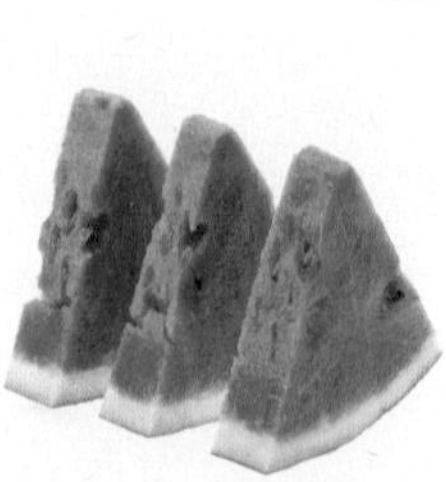

桃

中國自古把桃視爲福壽祥瑞，常稱爲「壽桃」、「仙桃」。桃仁、桃花、桃樹膠均可入中藥。桃果肉含糖、維生素，礦質元素、果膠纖維素等成分，其中含鐵很高，在水果中居首位，是缺鐵性貧血的理想食品。桃中所含果膠纖維素可防便祕；含鉀多、鈉少，適合水腫病人食用。中醫認爲桃是溫性食品，具有補氣養血、養陰生津、止咳殺蟲等功效，可用於大病之後氣血虧虛、面黃肌瘦、心悸氣短等。

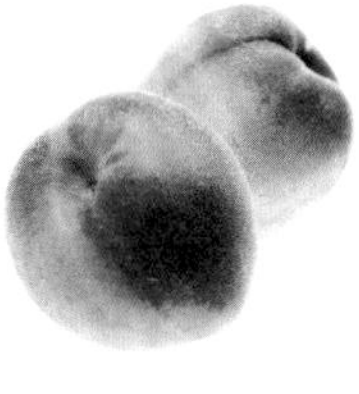

梨

滋陰清熱、潤肺止咳、吃後令人精力十足，故稱爲「快樂果」，可供肺結核、肺炎、支氣管炎、上呼吸道感染患者

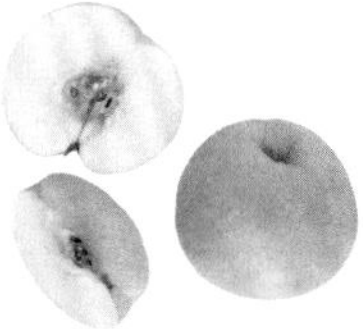

食用。中醫用於秋燥所引起的皮膚乾裂搔癢，口鼻乾燥、目赤牙痛、咽喉癢痛、乾咳痰稠等症，對高血壓、心臟病、肝炎、肝硬化、腎炎、痛風、尿毒症、風濕病等患者都有輔助治療作用。

水果品種繁多，維生素、纖維素雖不及蔬菜含量高，但水果多為生吃，營養成分損失很少，更重要的是水果屬於鹼性食物，如果每天能食用新鮮水果一百至二百克，可以中和並排出體內的酸毒，改善酸性體質，保持微鹼健康體質。

選吃水果，應根據每個人的體質，還要注意水果的熱、溫、平、涼、寒屬性，下面是一些常吃的水果屬性，可以讓大家參考。

水果的屬性	適合體質	水果種類
熱性水果	適合寒性體質	榴槤、黑棗等
溫性水果	適合寒性體質	芒果、荔枝、桃子、龍眼、紅毛丹、水蜜桃、板栗、釋迦、椰子肉、金桔、烏梅、櫻桃、紅棗、李子（微溫）等
平性水果	適合各種體質	百香果、檸檬、番石榴、酪梨、鳳梨、葡萄、蓮霧、柳橙、甘蔗、木瓜、橄欖、梅子、印度棗等
涼性水果	適合熱性體質	火龍果、梨、蘋果、楊桃、山竹、葡萄柚、草莓、枇杷等
寒性水果	適合熱性體質	蕃茄(微寒)、西瓜、香蕉、奇異果、甜瓜、柚子、橘子、柿子、椰子水、桑椹等

一般說來「火體」的人（吃熱性食物易上火）宜選寒性、涼性水果；屬於「寒體」（吃寒涼性水果易胃痛腹瀉）宜吃溫性、熱性水果，至於平性水果，什麼體質的人都可吃。

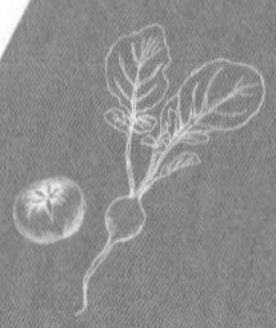

生機換生機

生機飲食可防治體質酸化，使人充滿活力，生機盎然。生機飲食能換回一個嶄新的身體，尋得失去已久的健康。

生機飲食提倡不吃動物性食品，也不吃人工基因改造或污染的食品，盡量吃新鮮的植物。食物範圍除了芽菜、蔬菜、水果、菇類、堅果、海藻、五穀雜糧，也不避食五葷（指佛道教稱的蔥、蒜、薤、韭、芫荽）和香菇、木耳等。還提倡食用小麥草、牧草以及各種草藥，諸如紫草、左手香、小金英、車前草、蘆薈等，力求食物多樣化。

生機飲食遵循的烹飪原則是不用油煎炸食品，不加味精，也不放人工添加物，並堅持清淡原則（少油、少鹽、少糖）。也並非百分之百生吃，而是生熟參半，重視飲食的食療功效。所以能保留豐富酵素與完整營養素，故常被做成精力湯、生菜沙拉、果菜汁來吃。

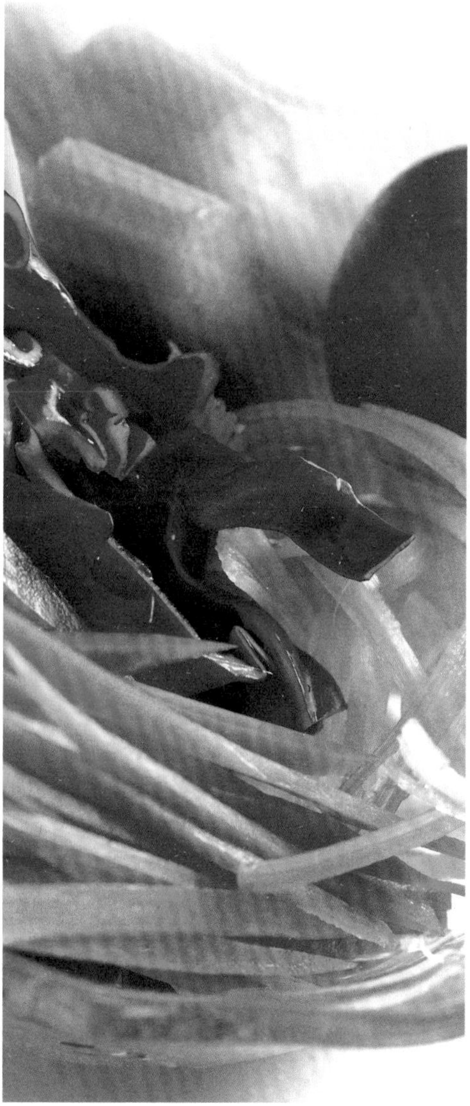

怎麼吃最健康

科學膳食「四調控」

1. 調整進食順序。由飯後吃水果的習慣，調整爲飯前吃水果（除柿子等不宜在飯前吃之外）。好處是：水果的營養素多爲水溶性，飯前吃更有利於吸收；水果低熱能，正餐前食用，增加飽脹感，易控制總熱量，避免肥胖超重；水果是鹼性食物，易於消化吸收，先吃利於調整體內呈微鹼狀態，有利於後面吃進主食的消化吸收。
2. 維持高纖維素攝入，堅持食物多樣化。
3. 控制肉類、油脂、鹽的攝入量。
4. 增加水果、穀物及薯類食物。

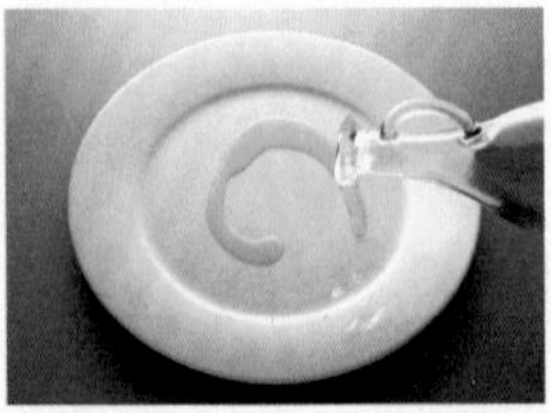

●食物多樣化，六大類食品、七大類營養素一種都不能少

目前科學發現人體需要的營養素和微量元素有四十六種，其中四十二種是人體必需的，而自然界沒有一種食物同時存在人體需要的所有營養素，只有透過多種多樣的膳食才能達到均衡營養的目的。

六大類食品必不可少，即：五穀根莖類、蔬菜水果類、肉禽魚蛋類、奶類豆類、少量油脂和調味品。

七大類營養是：蛋白質、脂肪、碳水化合物、維生素、礦物質、纖維素、水。

●以穀類爲主，注意粗糧、細糧搭配

成人每天應吃三百至四百克主食，提供百分之六十至六十五的熱量。主食穀物中的大米、白麵爲細糧，其他穀物還包括薯類、玉米、小米、高粱、燕麥、蕎麥等，以及各種乾豆類如黃豆、綠豆、胡豆、豌豆、紅豆等，統稱爲粗糧或雜糧。

粗糧、細糧搭配六：四爲宜，如果粗糧吃得過多或長期吃粗糧、雜糧也不好，會影響某些營養物如蛋白質、天機鹽和其他微量元素的吸收，免疫力會下降。故應粗細搭配。但酸性體質的人，主食應以薯類爲主，因爲薯類屬鹼性食物。

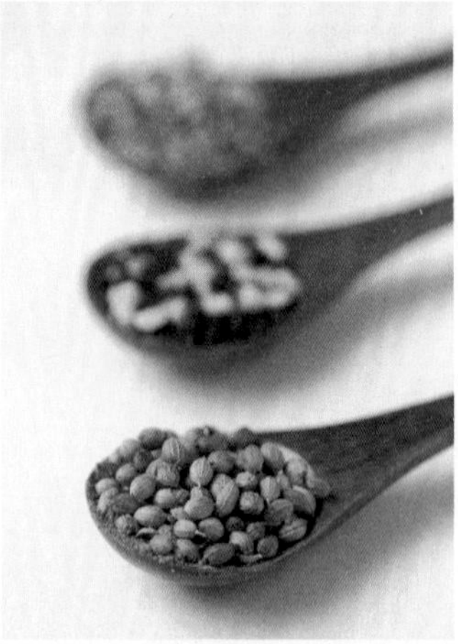

粗糧、細糧搭配以六：四為宜。

適量動物食物，多吃魚、少吃肉

每人每天吃一百至二百克左右的瘦肉或禽肉、魚蝦、鮮蛋等，即可滿足人體營養需要。吃肉要葷素搭配，肉類以魚肉、雞肉、鴨肉等白肉爲主（雞、魚、鴨在生物學上距離人類的關係較遠），營養豐富，易於消化吸收，有利於健康。少吃紅肉，如豬肉、牛肉、羊肉等（豬牛羊在生物學上都屬哺乳類動物，距人類關係較近），紅肉吃多了，易增加體內酸性度，易患腸癌和心血管疾病，從健康出發，應改變過去那種吃紅肉及醃製品（包括香腸、鹹肉、臘肉、燒肉等）的老習慣。

每天一杯優酪乳

奶類富含優質蛋白質等，營養豐富，內含的鈣易於吸收。但牛奶喝得過多也有害。隨著年齡的增長，人體內乳酸和乳酸、雙歧桿菌減少，加上亞洲黃皮膚民族約有百分之七十的人，從出生自幼起，體內的乳酸就很少。對牛奶中的乳糖、蛋白質和鈣的吸收轉化利用率下降，牛奶中的鈣會從腸道或尿道液流失。如過多喝牛奶，一是達不到補鈣的目的；二是原本爲鹼性的牛奶，因鈣的流失，吸進血液後有可能變成生理酸性，使體液酸性化，啓動胰島素α細胞，抑制胰島素β細胞的活性，易患糖尿病。還有可能誘發癌症，如乳腺癌、卵巢癌、前列腺癌。

義大利科學家最近研究發現，老年人過多地喝牛奶會促使老年白內障的發生。因爲牛奶含百分之五的乳糖，透過乳醣的作用，分解成半乳糖，極易沉積在老年人眼睛的晶狀體並使蛋白質發生變性，導致晶狀體透明度

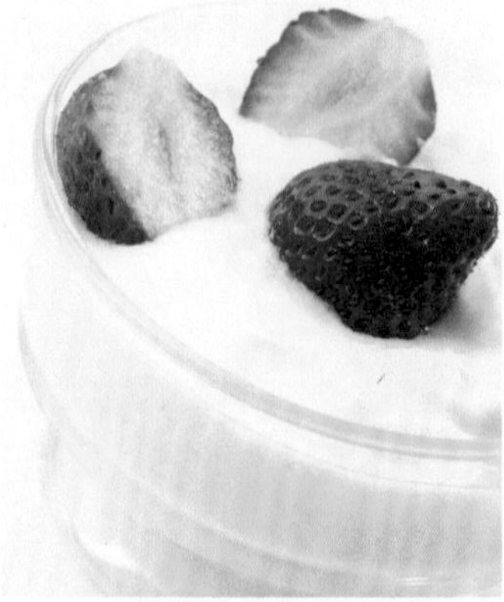

優酪乳(yogurt)對人體的健康有很大的助益，不僅提供了豐富的鈣質來源，更能在腸胃中使有益菌增加，有效抑制有害菌的生長，減少毒素產生，有促進消化、強化腸胃機能、預防慢性病發生的功能。

降低而誘發白內障或加重其病情。有的人（包括部分兒童）因體內乳醣缺少，對牛奶會過敏，因此宜改喝優酪乳。

●限制總脂肪和膽固醇的攝入

肥肉、葷油爲高能量和高脂肪的生理酸性食物，攝入過多會使人肥胖和引起體質酸化，釀成很多慢性疾病，應少吃。動物內臟、腦髓、蛋黃、蟹黃、魚卵含膽固醇高，會增高血脂。食植物油過多，因三酸甘油脂過多也會增高血脂。所以，每天應總量控制在二十五公克以內。

●優化膳食脂肪酸比例

飽和脂肪酸主要來自動物油脂，對心腦血管不利；魚類特別是海魚含多個不飽和脂肪酸；植物油，如橄欖油、葵花油等，含單個不飽和脂肪酸較多，還含有對心血管有益的穀固醇及維生素A、E。科學研究表明：飽和脂肪酸、多個不飽和脂肪酸、單個不飽和脂肪酸的比例應爲〇．五：一：一．五，達到科學利用脂肪酸，少吃動物油脂，適量吃植物油，每人平均每天八公克，各種植物油、調和油應輪換食用爲宜。

●多吃蔬菜水果

蔬菜水果有四寶：豐富的維生素、礦物質、膳食纖維和多種抗氧化物質，在人體代謝中呈鹼性，對人體健康有益，可預防便祕、癌症及心腦血管疾病。每人每天吃新鮮蔬菜一百至五百公克，以深色爲主，紅、黃、綠、白、黑（如香菇、黑木耳等）搭配和輪換。吃水果每人每天一至二品種，約一至二個水果，重量一百至二百公克爲宜。

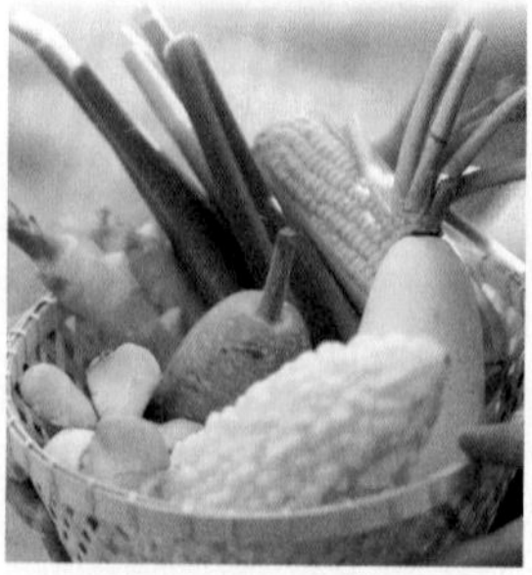

蔬果在人體代謝中呈鹼性，對人體健康有益。

清淡少鹽

世界衛生組織定每人每天食鹽量六公克，還包括醬油、鹹菜等含鈉食品在內。吃清淡少鹽等於補鈣。

適量飲酒

酒對人體健康弊多利少。少量飲酒，活血化瘀，中國民間自古有用藥泡酒，即藥酒，對健康有益。飲少量葡萄酒可防心腦血管病。過多飲酒（酒精），酒精可使脂肪在肝臟中蓄積誘發脂肪肝，還會慢性酒精中毒，引發神經炎、心腦血管疾病、胰腺炎、腎炎、潰瘍等多種疾病，增加肝硬化、高血壓等危害。白酒、啤酒、清酒等酒，均屬生理酸性食物。

世界衛生組織提出的四大基石中有「戒菸限酒」，規定每日攝入酒精二十至三十公克或白酒五十公克為限，超出對人體健康有害。

●規律飲食，合理加工

規律飲食，食量與體力活動平衡，不暴飲暴食，保持適宜體重，一日三餐定時定量，早、中、晚的熱能分配為百分之三十、四十、三十，早上吃好（營養好、易消化的食物，酸性和鹼性食物配合），中午吃飽（肉類等酸性食物宜在中午食用），晚餐宜以鹼性食物、清淡素食吃七八分飽。

別讓營養從鍋邊溜走。食品加工採用科學烹飪，最大限度地減少營養素損失，又確保食品色、香、味、美，增進食欲，促進消化吸收。

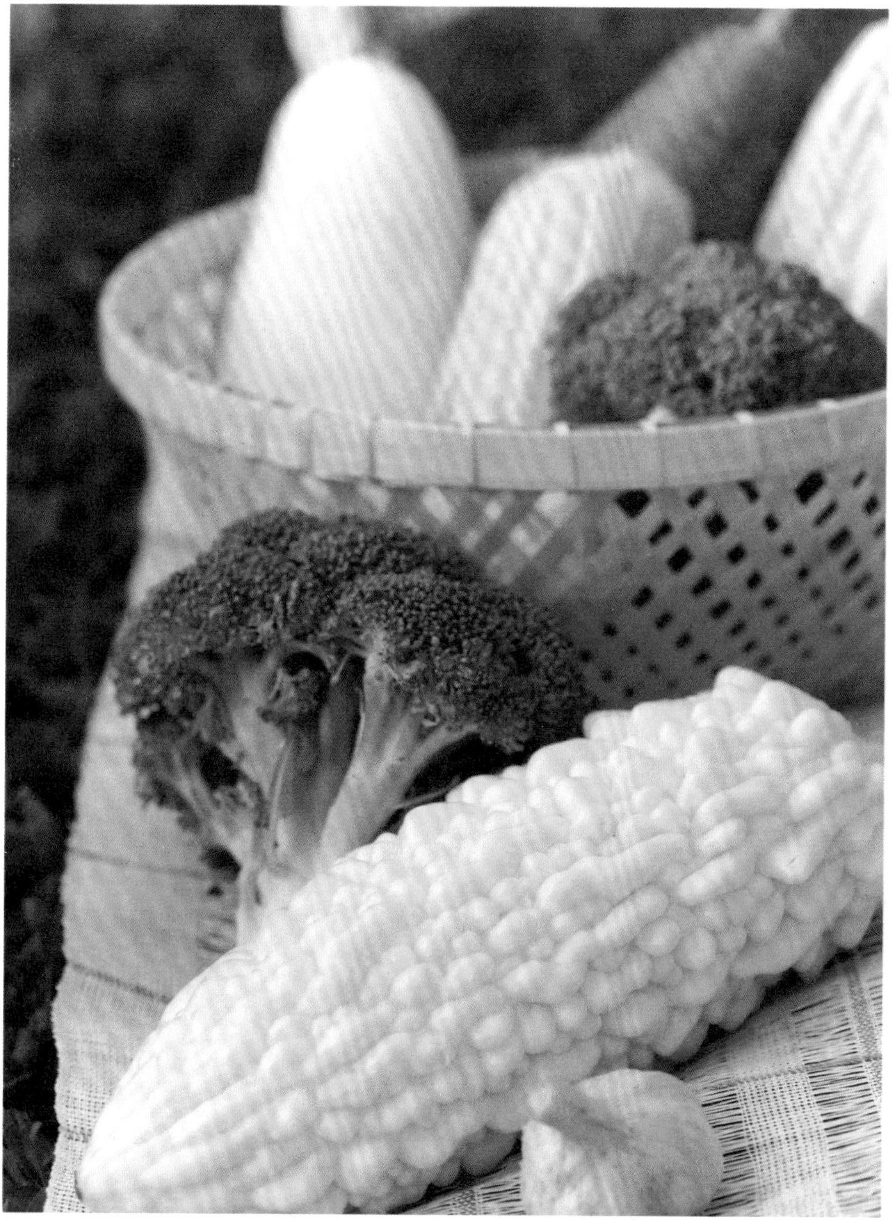

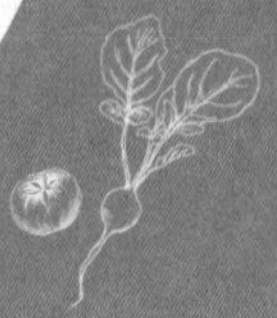

微鹼飲食最環保

所謂微鹼飲食，是指安全的、無公害的蔬果。不噴灑藥（殺蟲劑、催熟劑等化學品），不施化肥（硫酸胺、尿素等），正是我們追求的安全、無公害蔬果。農藥、化肥的大量、廣泛使用，正是污染水質、污染環境的一大公害。

現代農業，不用化肥無法生長，不用農藥蟲害成災。離開化肥、農藥，農作物就沒有收成。可是化肥毀壞土質，農藥污染環境，這是有目共睹的。

傳統農業，用的是農家有機肥，不用化肥；不噴灑化學品農藥，完全沒有環境污染；而生產出來的果蔬絕大多數屬鹼性食品，吃入體內，中和體內的酸性毒物而變成微鹼性。

所以，微鹼飲食最環保。如今，越來越多的人意識到上述問題，既擔心自己的身體健康，也爲地球和人類的健康擔憂，於是，他們發起了一種新的生活運動——吃健康食品與有機野菜，穿天然材質的棉麻衣物，充分利用二手家用品，外出騎自行車或步行，休閒時練瑜伽健身，聽心靈音樂，注重個人成長。這群人透過消費和衣食住行的生活實踐，希望自己心情愉悅、身體健康、光彩照人。這就是所謂的「樂活族」。樂活概念由美國社會學家保羅·雷在一九九八年提出，是健康可持續性的生活方式。

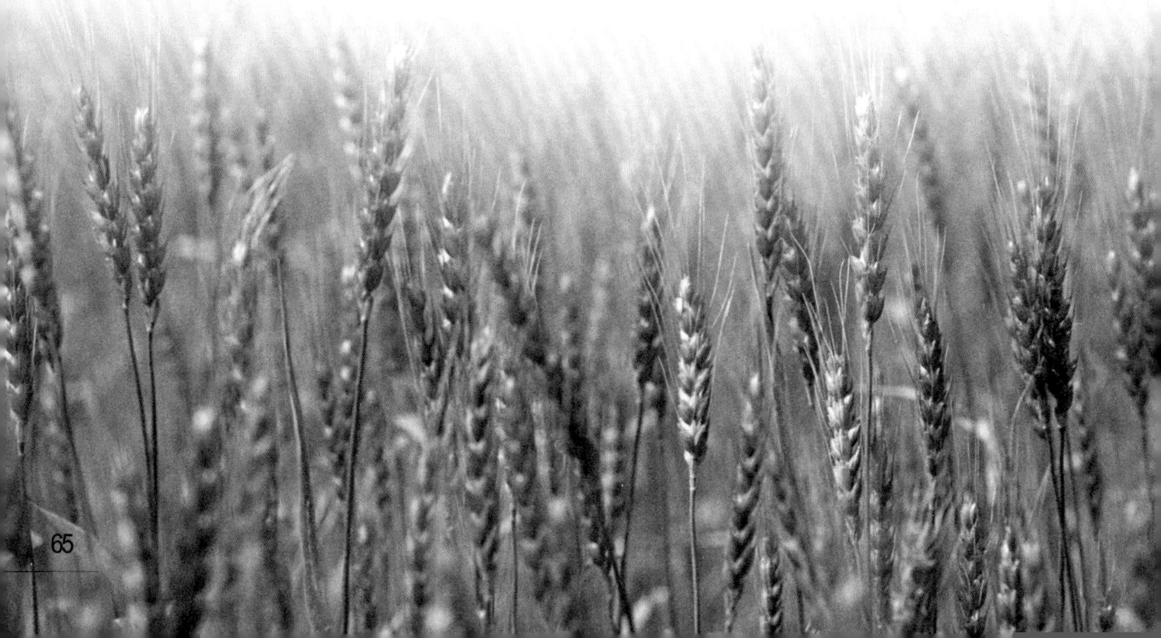

我們提倡微鹼飲食，提倡樂活（Lohas，lifestyles of health and sustainability）可以杜絕肉食生產的工業化，杜絕蔬菜、水果生產的工業化，賦予現代化的新概念，採用有機農業、生態農業，不要殺蟲劑、不用化學品、不用化學肥料，切實保護環境，使地球恢復生機。

樂活的生活形態是我們提倡的。要注意吃什麼、如何吃，不吃高鹽、高油、高糖的食品；經常運動、適度休息、均衡飲食，不把健康的責任交給醫生；不抽菸、拒吸二手菸，支持無菸環境的政策；盡量優先選用支援有機（無毒）農產品。

只有這樣做，當地球恢復生機，才能減少甚至避免自然災害；當地球恢復生機，才有健康的人類。

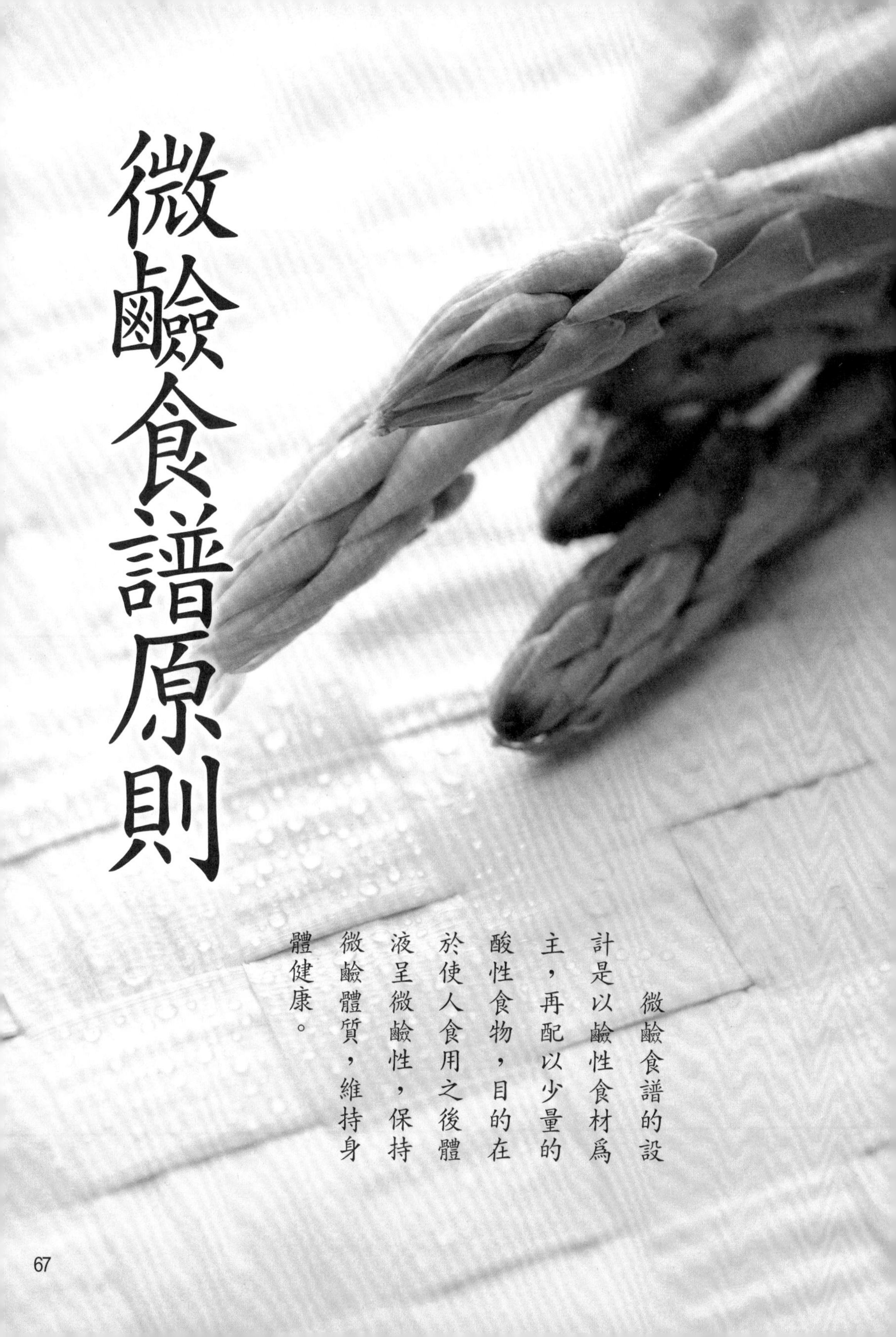

微鹼食譜原則

微鹼食譜的設計是以鹼性食材爲主，再配以少量的酸性食物，目的在於使人食用之後體液呈微鹼性，保持微鹼體質，維持身體健康。

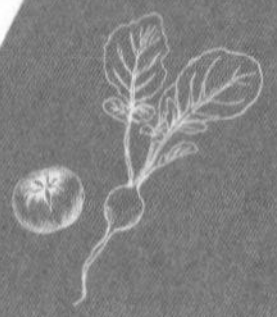

一般人的微鹼食譜

適合一般健康人的微鹼食譜，也適合酸性體質或患有慢性病者作爲基本食譜。

●主食

馬鈴薯、番薯、芋頭、糙米、玉米、小麥粉、全麥麵粉等。

●蔬菜

海帶、海藻（天然綠藻）、白蘿蔔、胡蘿蔔、番茄、洋蔥、芥菜、菠菜、甘藍菜、芹菜、綠色花椰菜等。

● 水果

葡萄、葡萄柚、橘子、蘋果、檸檬、香蕉、奇異果、柳橙、鳳梨、草莓、梅乾等。

● 肉類

豬排骨、豬龍骨（脊柱骨）、豬小排、牛排骨、牛龍骨、小蝦（帶蝦殼）等。

● 注意事項

主食中宜多吃薯類，特別是馬鈴薯、紅薯，因爲薯類不但是鹼性食物，還富含纖維素、黏蛋白，吃後排便通暢，易於排出酸毒。

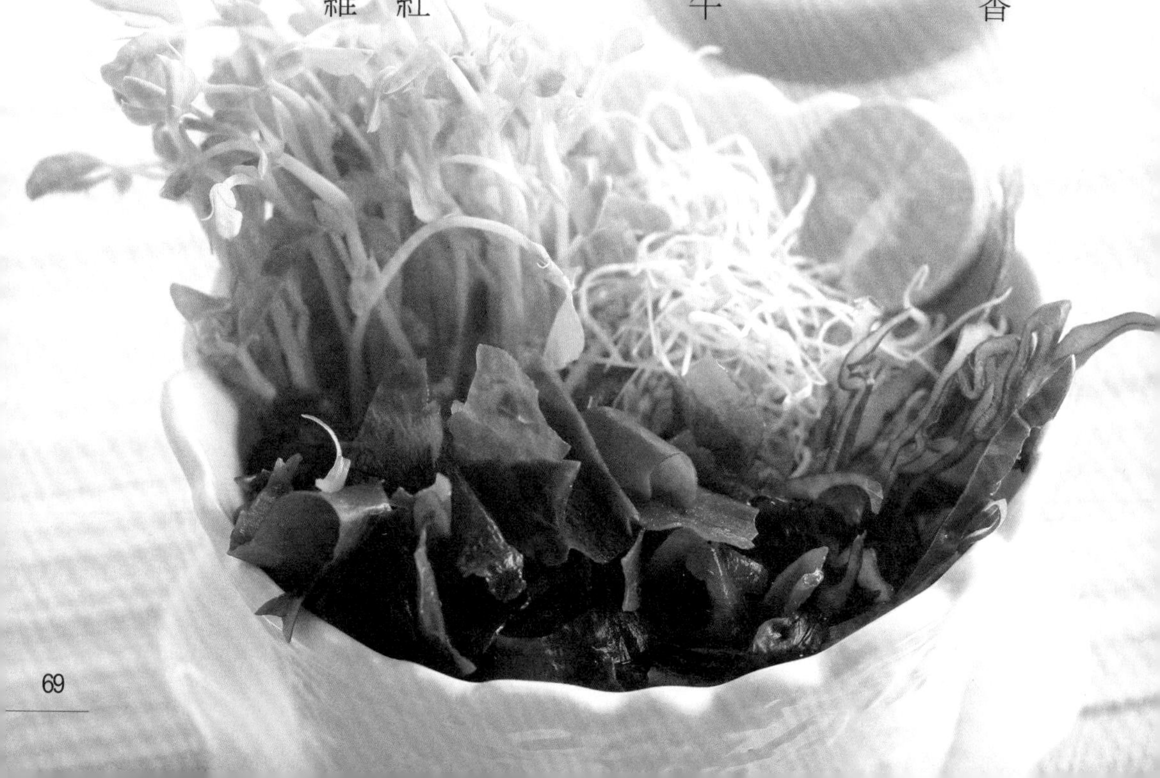

●烹調方式

微鹼食譜的烹調建議以蒸爲主，蔬菜可蒸可煮，但不宜久炒、久煮，若是可以生吃，就生吃，以免營養素因加熱而遭到破壞。

水果只要洗淨就直接吃，建議在早餐前空腹食用，這樣鹼性水果才易中和體內的酸性。水果最好不要打成汁，否則會破壞水果中的維生素C，甚至變成酸性。如果必須打成汁，最好現打現喝，以免因久置而破壞水果中的酵素。

肉、魚都屬酸性食物，建議盡量少吃。但帶瘦肉的骨頭，如排骨、龍骨、脛骨燉或煮或燒則屬鹼性食品，因此肉骨類同煮，骨中的鈣、鎂等鹼性礦物質多，會使食品變成鹼性。小蝦宜帶殼煮食，蝦肉屬酸性，蝦殼含鈣極高屬鹼性，所以吃蝦要連殼一起吃。

烹調鹼性食譜的用油最好選用鹼性的葡萄籽油，因爲主要是用來炒或涼拌菜。橄欖油雖屬弱酸性，但可促進鈣的吸收，能降血糖、降血脂、抗癌。而其他的植物油，如菜籽油、棉籽油，因含大量的ω6脂肪酸，易使人肥胖、血糖增高，且屬酸性，故不宜食用。

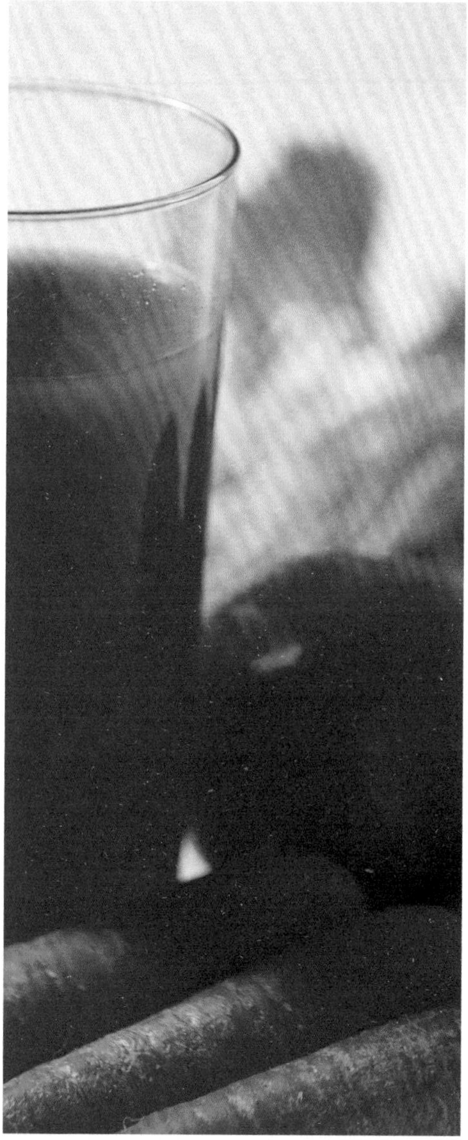

水果最好不要打成汁，否則會破壞水果中的維生素C，甚至變成酸性。如果必須打成汁，最好現打現喝，以免因久置而破壞水果中的酵素。

酸性較強白糖不適合單獨食用，建議只作調味品，但每日的使用量也不要超過十公克。

食鹽雖是鹼性，但若食用過量，將會引起高血壓、腎臟病、慢性胃炎、肥胖，建議每日攝取鹽量也應在六公克以下。

不同年齡、不同職業，所需熱量也不一樣，因此要對自己的食譜加以調整。

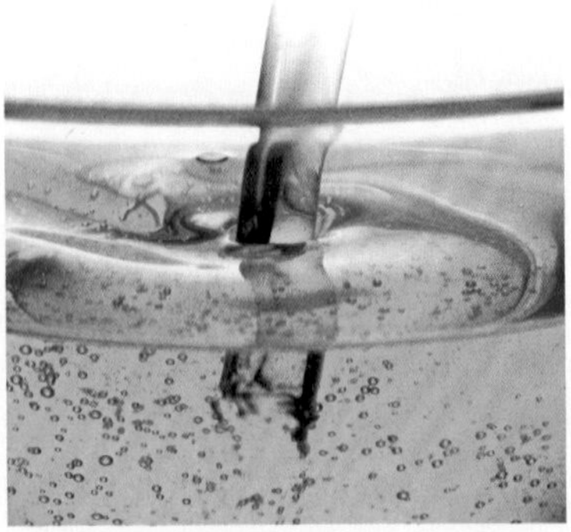

烹調鹼性食譜的用油最好選用鹼性的葡萄籽油，因為主要是用來炒或涼拌菜。

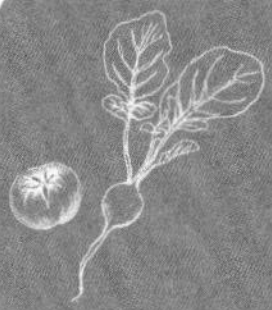

一般成人微鹼食譜原則

每日飲食指標

一斤（六百公克）菜、兩種水果、三匙植物油、四種蛋白質、五兩主食、六公克鹽、七至八杯水。

攝入食物熱量求平衡

一般成人的標準體重＝（身高-100）×0.9（公斤）

按標準體重計算，一公斤體重的基準熱量值：

輕度勞動者：二千五百至三千五百大卡／日

中等強度勞動者：三千五百至四千五百大卡／日

重體力勞動者：四千五百至五千五百大卡／日

例如：二十五歲，身高一百六十公分，標準體重（160-100）×0.9=54（公斤）

需攝取的基礎熱量爲54×（25至35）=1350至1890（大卡）

再根據每個人每天的基礎熱量安排各類食物的攝取量。

成人各類食物的攝取量參考表（克／天）

	輕度勞動低能量（約1800大卡）	中等能量（約2400大卡）	高度體力勞動高能量（約2800大卡）
穀物	300g	400g	500g
淨蔬菜	400g	450g	500g
水果	100g	150g	200g
肉禽類	50g	75g	100g
蛋類	25g	40g	50g
魚蝦	50g	50g	50g
豆類及豆製品	50g	50g	50g
奶類及乳製品	25g	100g	100g
油脂	25g	25g	25g
飲水	2000-2500毫升	2500毫升	2500至3000毫升

注：根據年齡、性別、身高、體重、勞動強度、季節等情況適當調整。

生理酸鹼性食品按「一：三．四」搭配

●早餐：要吃好

生理酸性食物：

主食：五十至一百公克，饅頭、麵包、炒飯、麵條、粥等任選一種。

副食：水煮蛋一個。

生理鹼性食物：

水果一個（當令水果任選）。

當令蔬菜（涼拌或炒）任選。

優酪乳一杯。

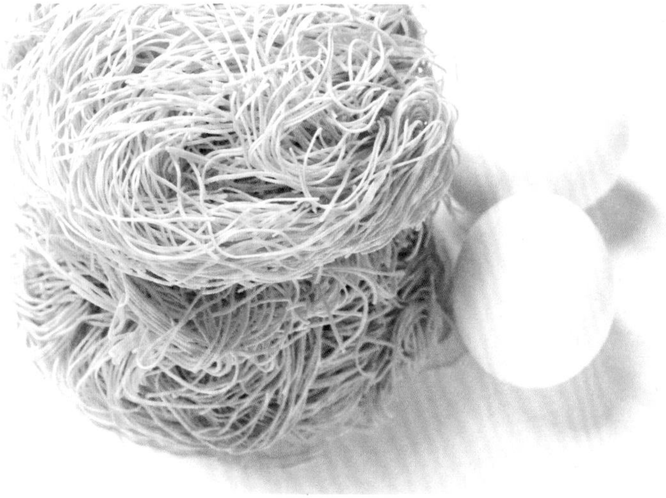

● 午餐：要吃飽

生理酸性食物：主食與早餐不重複。副食：雞、鴨、魚、蝦肉、蛋少量多樣，任選。

生理鹼性食物：蔬菜（紅、黃、綠、白、黑任一）三份、搭配菠菜泥或胡蘿蔔泥。

● 晚餐：要吃少

酸鹼合一，雜豆雜糧粥、玉米粥，番茄炒蛋，蔥頭炒白菜、蝦米紫菜湯。

推薦給你的微鹼食譜

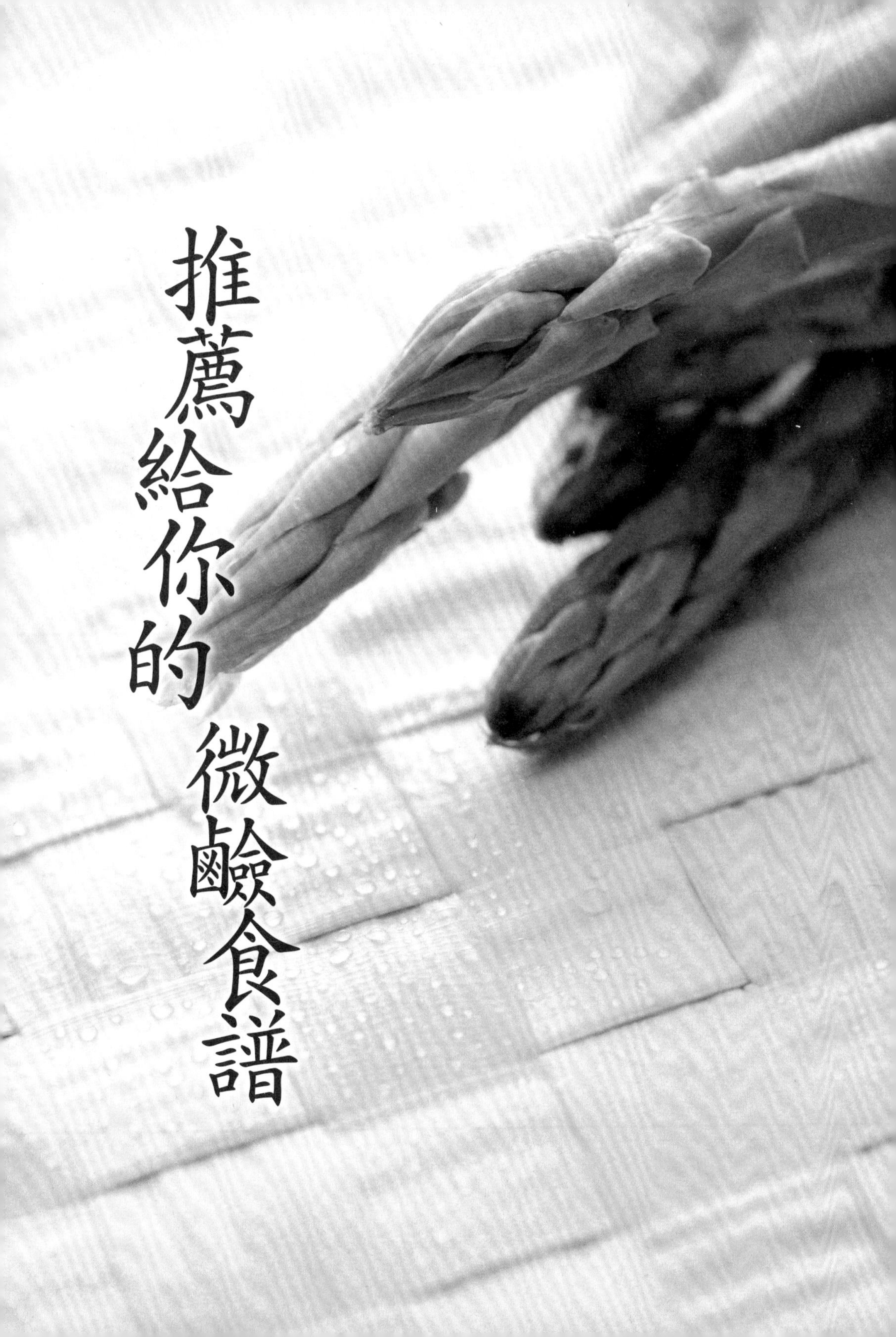

山藥百合粥

● 材料

十穀米1杯、山藥300公克、蓮子100公克

黑糖適量

● 作法

1 山藥去皮、洗淨後切塊，蓮子洗淨備用。

2 十穀米放入鍋中洗淨，加入10杯水，煮沸後轉小火，煮至稠粥狀。

3 將山藥、新鮮蓮子放入粥中，煮約10分鐘，再依個人口味加入黑糖調味。

微鹼食物這樣吃

未加工過的穀類含有豐富的纖維，可以幫助腸道健康，降低血脂肪。用黑糖代替一般冰糖或砂糖，可以增加鹼性礦物質的攝取。

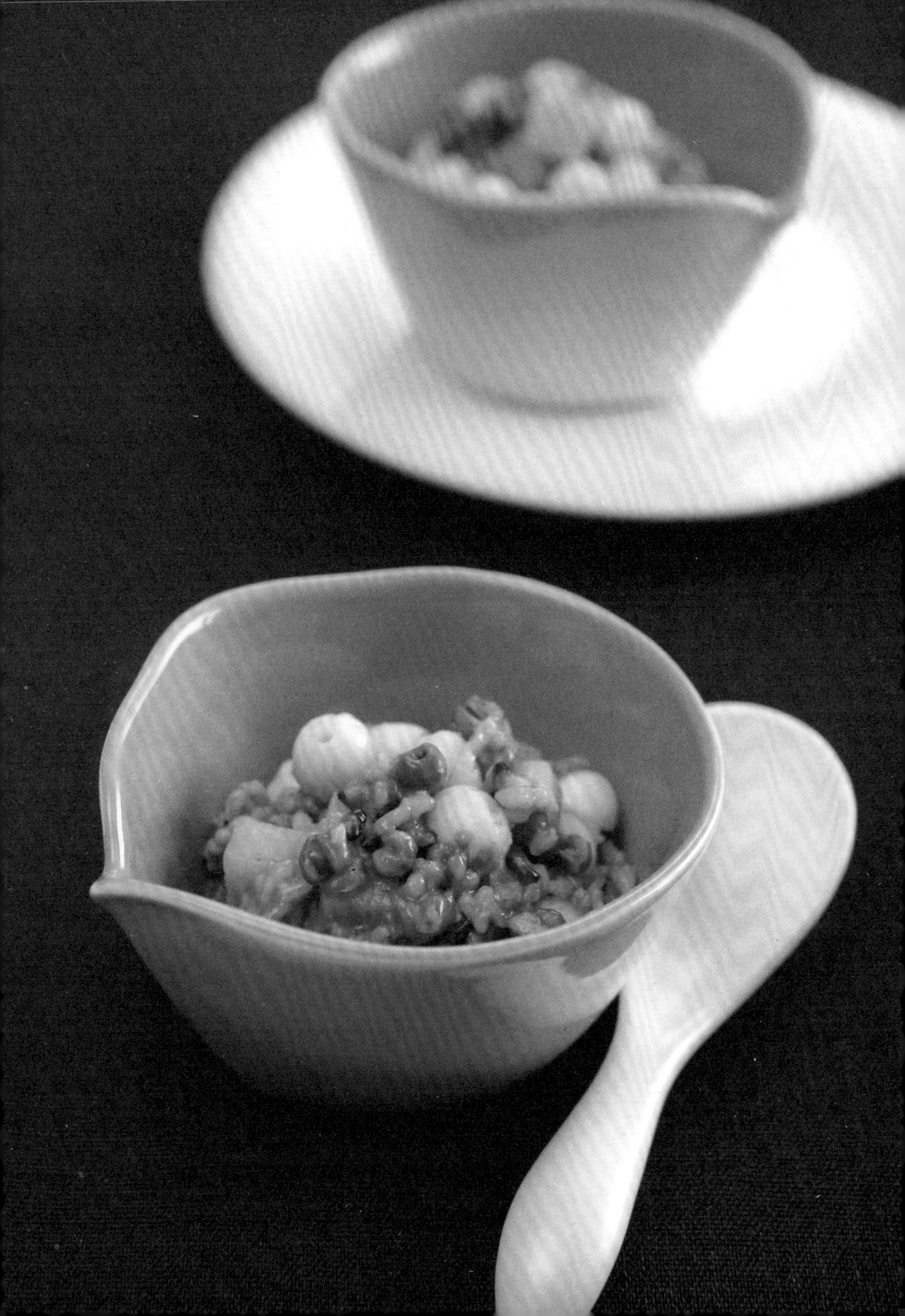

白果絲瓜煮珊瑚

● 材料

絲瓜（或澎湖絲瓜）1條、白果100公克
秀珍菇50公克、胡蘿蔔（切片）20公克
珊瑚草5公克、鹽適量、胡椒粉適量、香油適量

● 作法

1 絲瓜削皮、洗淨後切塊，秀珍菇洗淨切片備用。

2 白果、珊瑚草分別洗淨，泡水膨脹後切碎。

3 起油鍋，放入絲瓜拌炒，加水煮滾後，加入珊瑚草，煮至絲瓜軟熟。

4 再放入白果、秀珍菇、胡蘿蔔片，最後加鹽、胡椒粉、香油調味即可。

微鹼食物這樣吃

珊瑚草含豐富的鈣、鎂、鉀……等鹼性礦物質，是很好的鹼性食品。可代替太白粉勾芡。

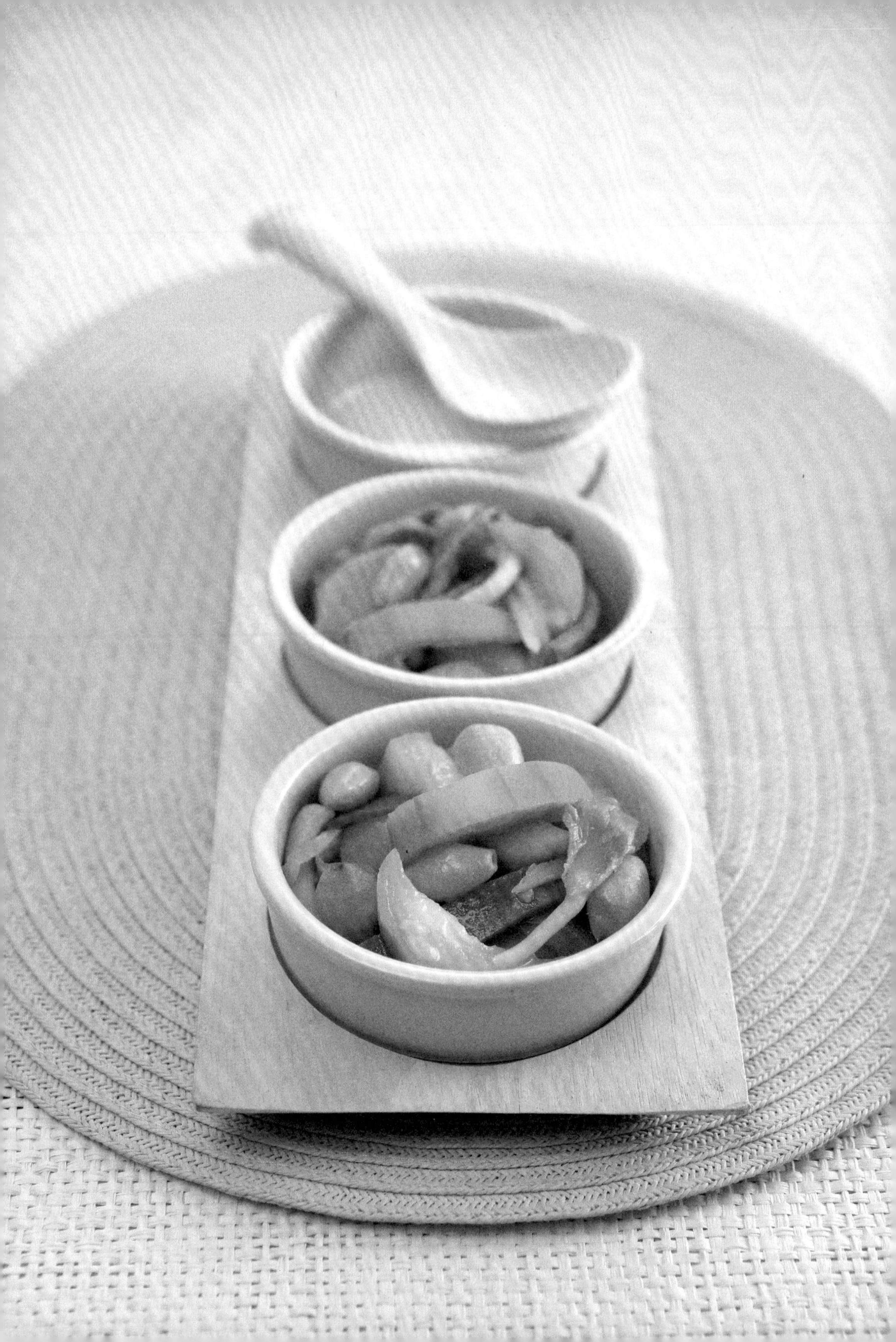

地瓜沙拉

● 材料

地瓜1條、豌豆嬰10公克、蔓越莓乾1小匙
葡萄乾1小匙、什錦堅果 1大匙、沙拉醬適量

● 作法

1 地瓜去皮、洗淨後切塊，入鍋蒸熟後放涼備用。

2 豌豆嬰洗淨後瀝乾水分。

3 將地瓜、豌豆嬰、蔓越莓乾、葡萄乾、什錦堅果放入盤中，擠上沙拉醬即可。

微鹼食物這樣吃

地瓜含蛋白質、澱粉、膳食纖維、β-胡蘿蔔素、維生素A、B、C、E，以及鈣、鉀、鐵等十餘種營養元素，搭配脂肪豐富的堅果一起吃，可以提供身體所必須之營養素。

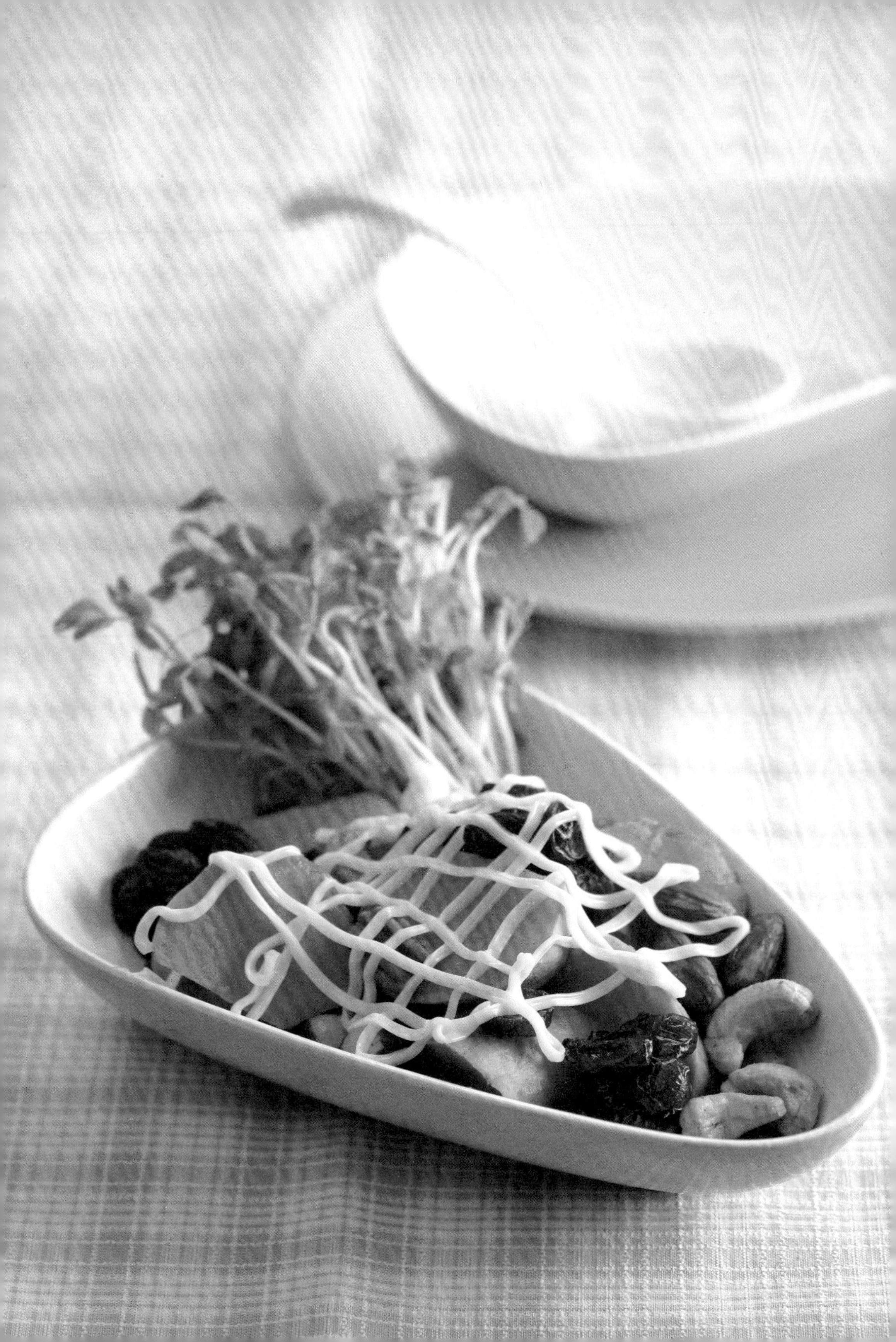

田園風味

● 材料

白色花椰菜100公克、綠色花椰菜100公克
胡蘿蔔50公克、彩色甜椒50公克、鹽適量
橄欖油1大匙、黑胡椒適量、薑2片

● 作法

1 白色花椰菜、綠色花椰菜洗淨後切小朵；胡蘿蔔、彩色甜椒洗淨，切小塊備用。

2 以橄欖油爆香薑片，將白色花椰菜、綠色花椰菜、胡蘿蔔炒熟，再加入彩色甜椒稍微拌炒，加入鹽、黑胡椒調味即可以起鍋。

微鹼食物這樣吃

花椰菜內含的化合物蘿蔔硫素(sulforapHane)，可以保護動脈血管不被阻塞。彩色甜椒不要炒太久，可以保留較多的酵素和維生素C。

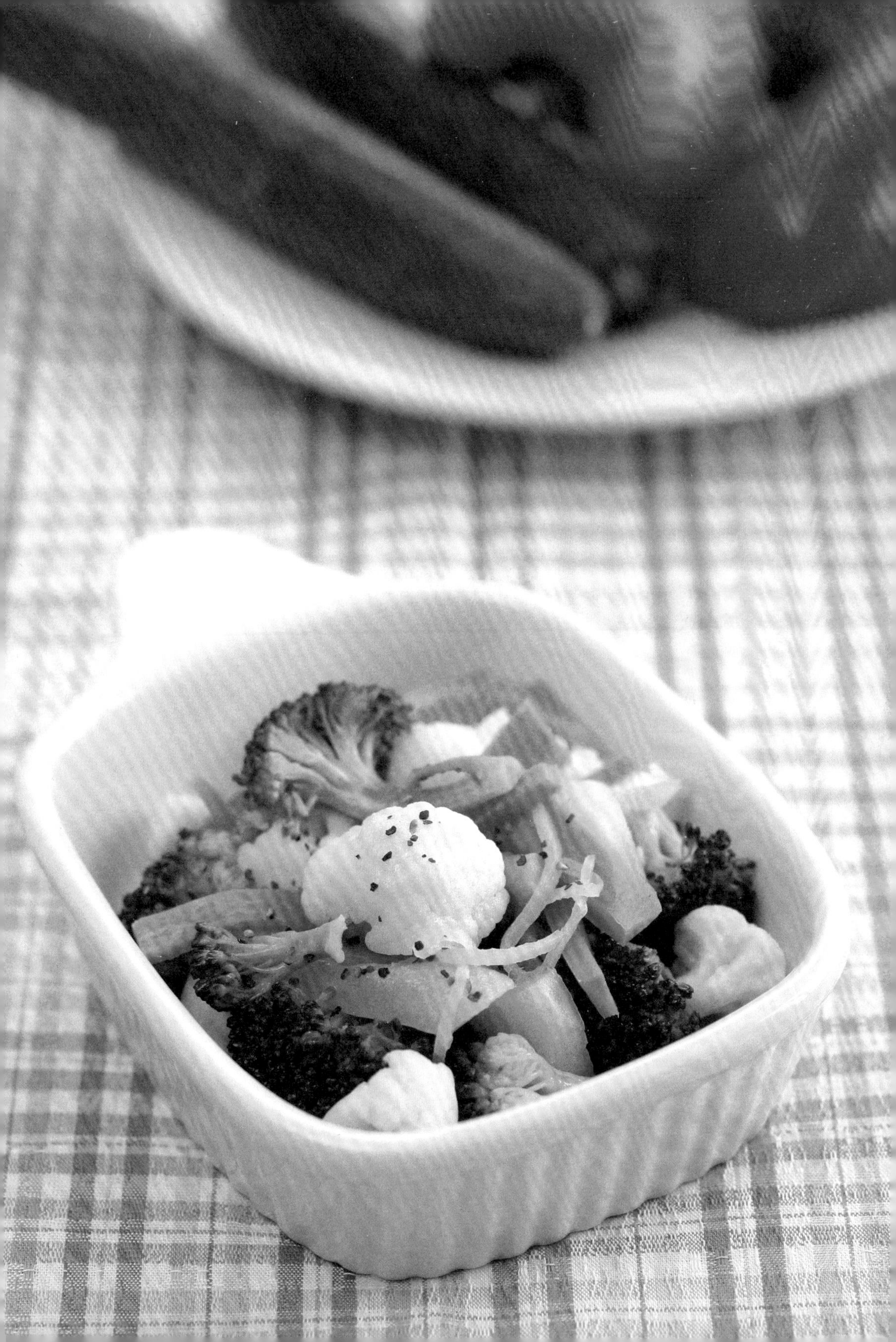

鳳梨木耳

● 材料

黑木耳（濕）100公克、白木耳（乾）5公克
鳳梨150公克、小黃瓜30公克、油1大匙
薑絲1大匙、烏醋1大匙、醬油1大匙、辣椒適量

● 作法

1 白木耳泡水膨脹，切片備用。

2 黑木耳、小黃瓜洗淨後切片，鳳梨切片備用。

3 起油鍋，先爆香薑絲、辣椒，加入黑木耳、白木耳炒熟，再加入鳳梨、小黃瓜拌炒，最後加入烏醋、醬油調味即可。

微鹼食物這樣吃

黑木耳含豐富的鈣、磷、鐵等鹼性礦物質和維生素B群、多醣體，有調節免疫功能。木耳含有卵磷脂，腦磷脂有健腦作用。

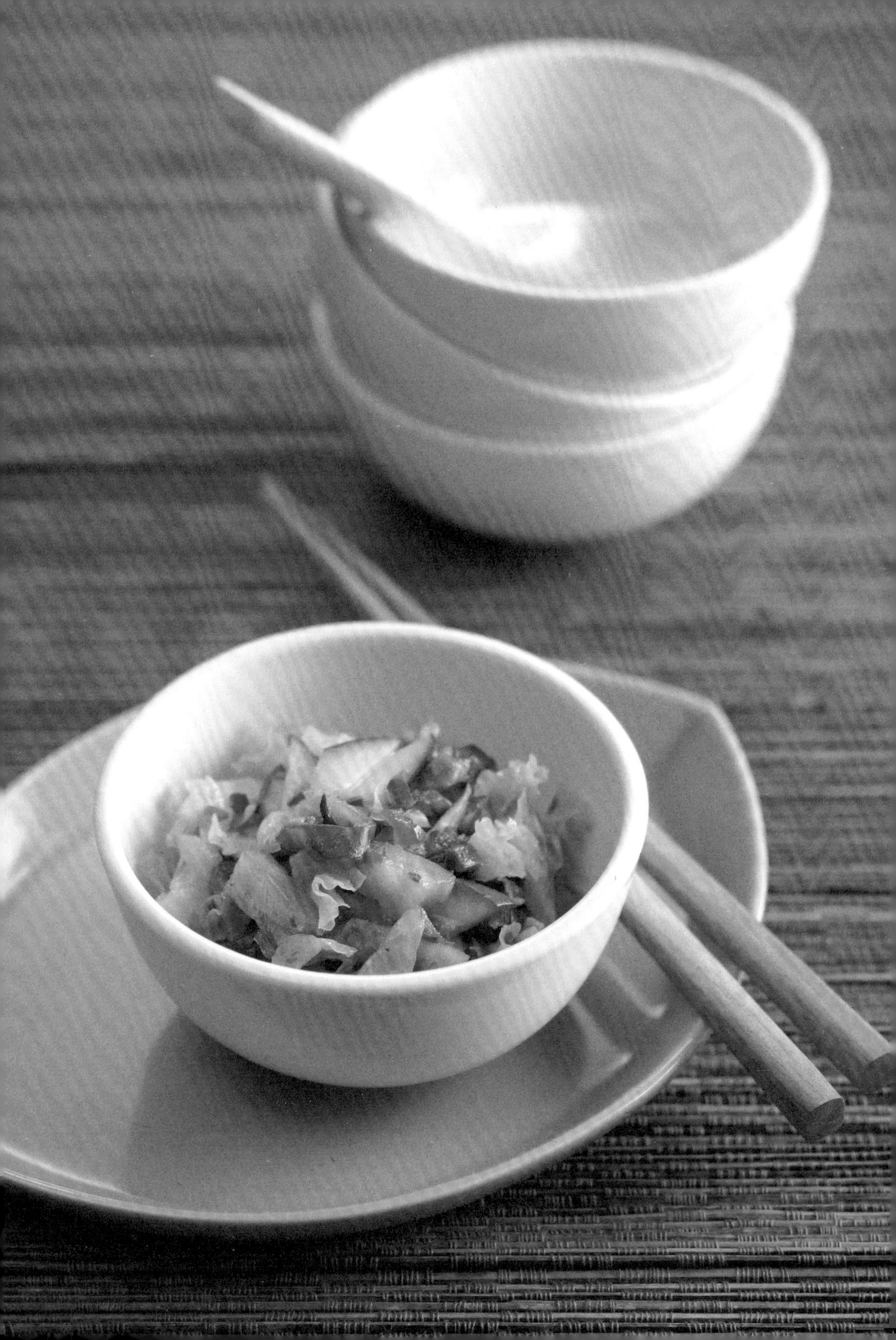

翠玉蒟蒻

● 材料

西洋芹1支、三色蒟蒻100公克
胡蘿蔔50公克、香菇50公克、薑片2片
油1大匙、鹽適量、胡椒適量、香油少許

● 作法

1 蒟蒻洗淨，用滾水川燙後備用。

2 西洋芹洗淨去除粗纖維後切片，胡蘿蔔、香菇洗淨後切片備用。

3 起油鍋，爆香薑片，加入西洋芹、蒟蒻、胡蘿蔔、香菇拌炒，加入鹽、胡椒粉調味，起鍋前淋上香油即可。

微鹼食物這樣吃

蒟蒻主要成分爲葡甘露聚糖，是一種可溶性纖維，會在胃內延緩糖分的消化，在小腸內抑制糖分的吸收。因此，對於改善糖尿病有相當功效。葡甘露聚糖也會結合膽酸，可降低血膽固醇。西洋芹含有豐富的鉀離子，纖維含量也很高。

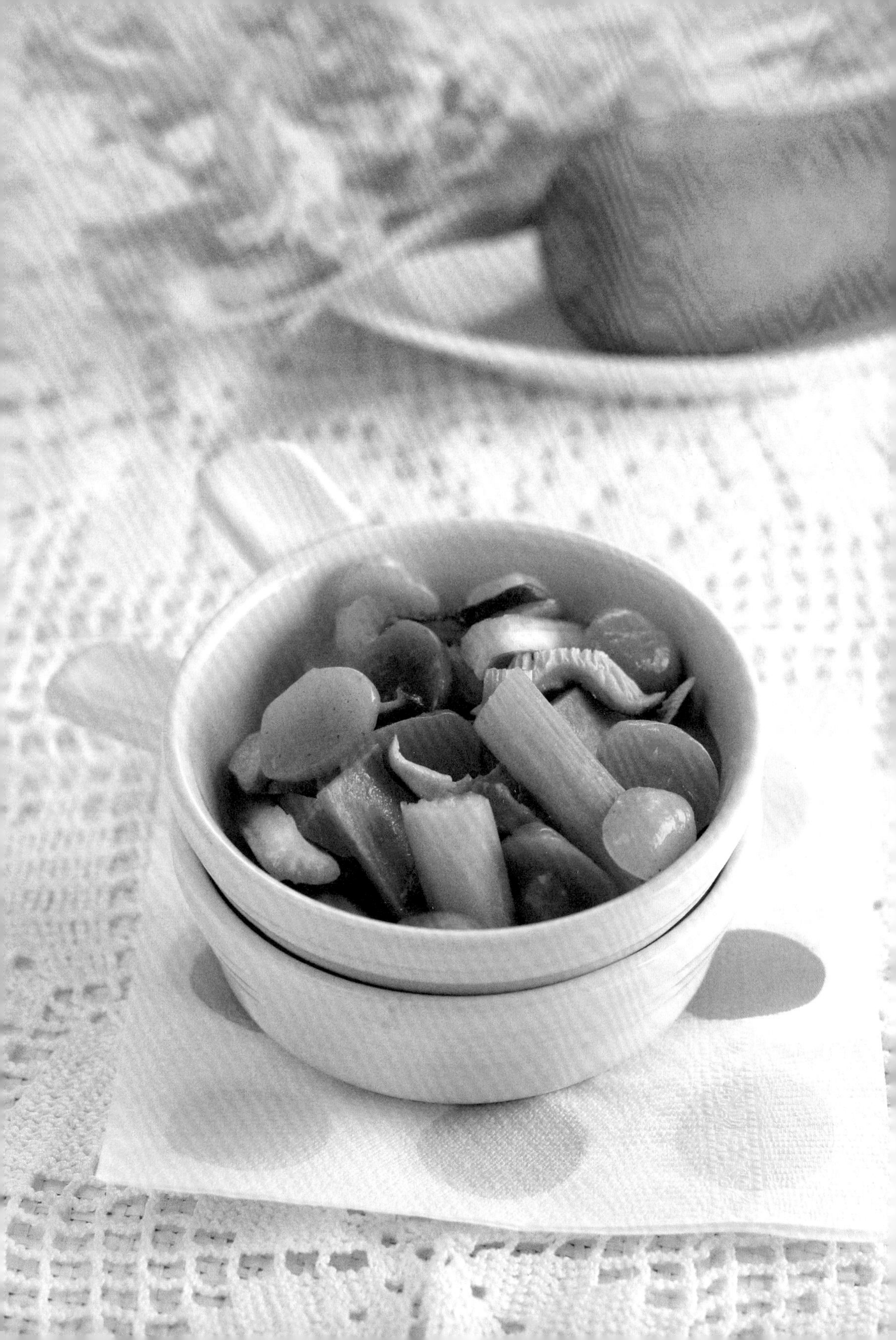

甜菜根燉湯

● 材料

甜菜根1個、胡蘿蔔1條、番茄1個
蘋果1個、蜜棗1顆、馬鈴薯1個、鹽適量

● 作法

1 甜菜根、胡蘿蔔、馬鈴薯洗淨後去皮、切塊，蘋果、番茄洗淨後切塊，蜜棗洗淨。

2 將所有材料放入鍋中，加水蓋過所有材料，大火煮滾後改小火煮30分鐘，加鹽調味即可。

微鹼食物這樣吃

甜菜根含有豐富的鉀、磷、鈉、鐵、鎂等礦物質以及糖分和維生素A、B、C以及生物素能幫助消化，其所含之甜菜鹼（Betaine）可以加速膽汁分泌，幫助脂肪消化，甜菜根中還具有天然紅色維生素B_{12}和鐵質，是素食者補血的天然營養品。

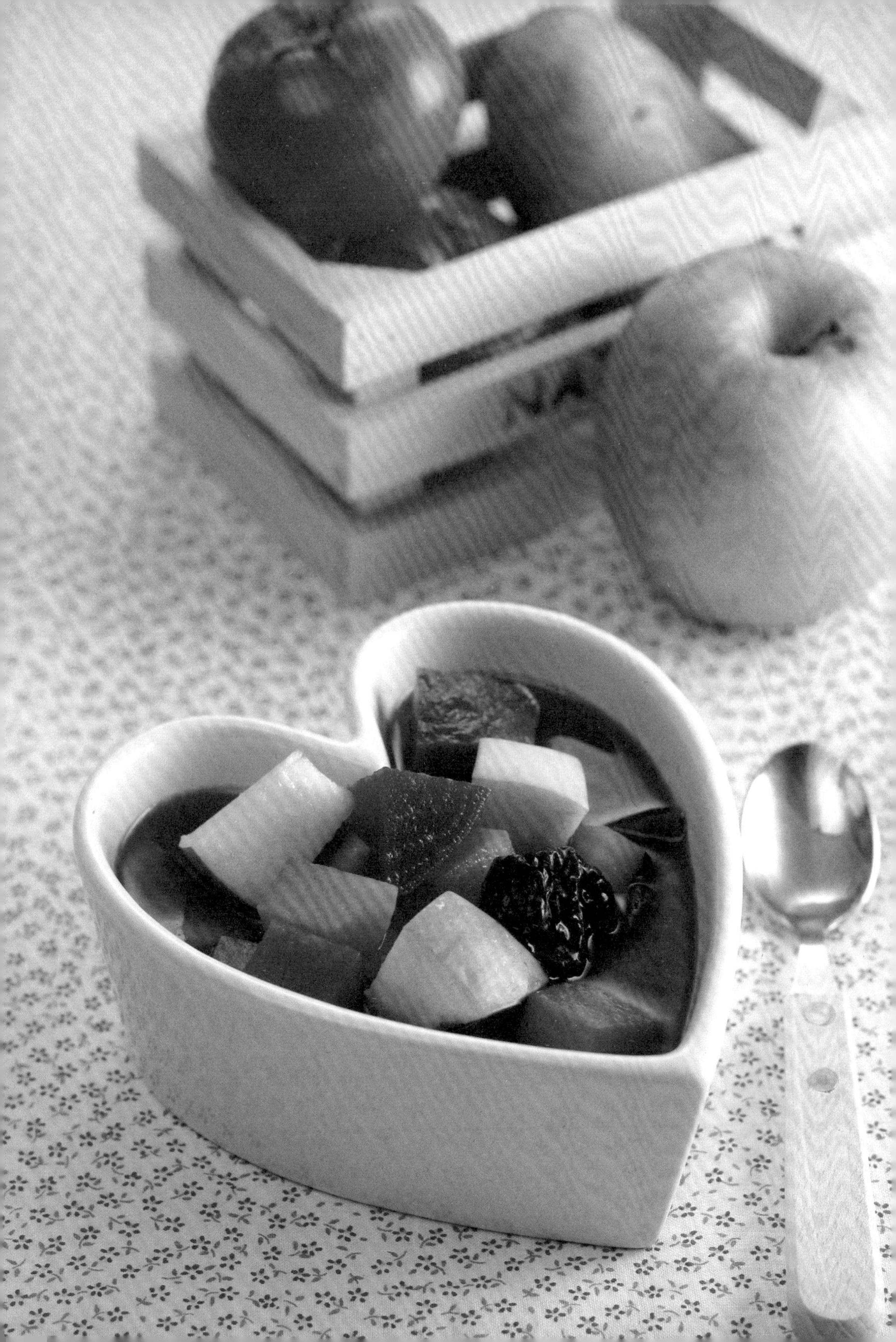

水果優格

● 材料

火龍果100公克、奇異果100公克
聖女小番茄100公克、蘋果100公克
蜜棗100公克、優格1盒、金桔1個

● 作法

1 火龍果、奇異果、蘋果去皮後切小塊，聖女小番茄、蜜棗洗淨，擺入盤中。

2 將金桔汁擠出，加入優格中，拌勻後淋在步驟1的材料上。

微鹼食物這樣吃

火龍果白肉、紅肉營養成分都一樣，含有豐富的胡蘿蔔素、鈣、磷、鐵、維生素B_1、B_2、B_3及C等營養。黑色種子更含有豐富的鈣、磷、鐵等礦物質及各種酵素、白蛋白、纖維質及花青素（以紅肉爲最多），對平衡血壓有很大幫助，且能促進消化。

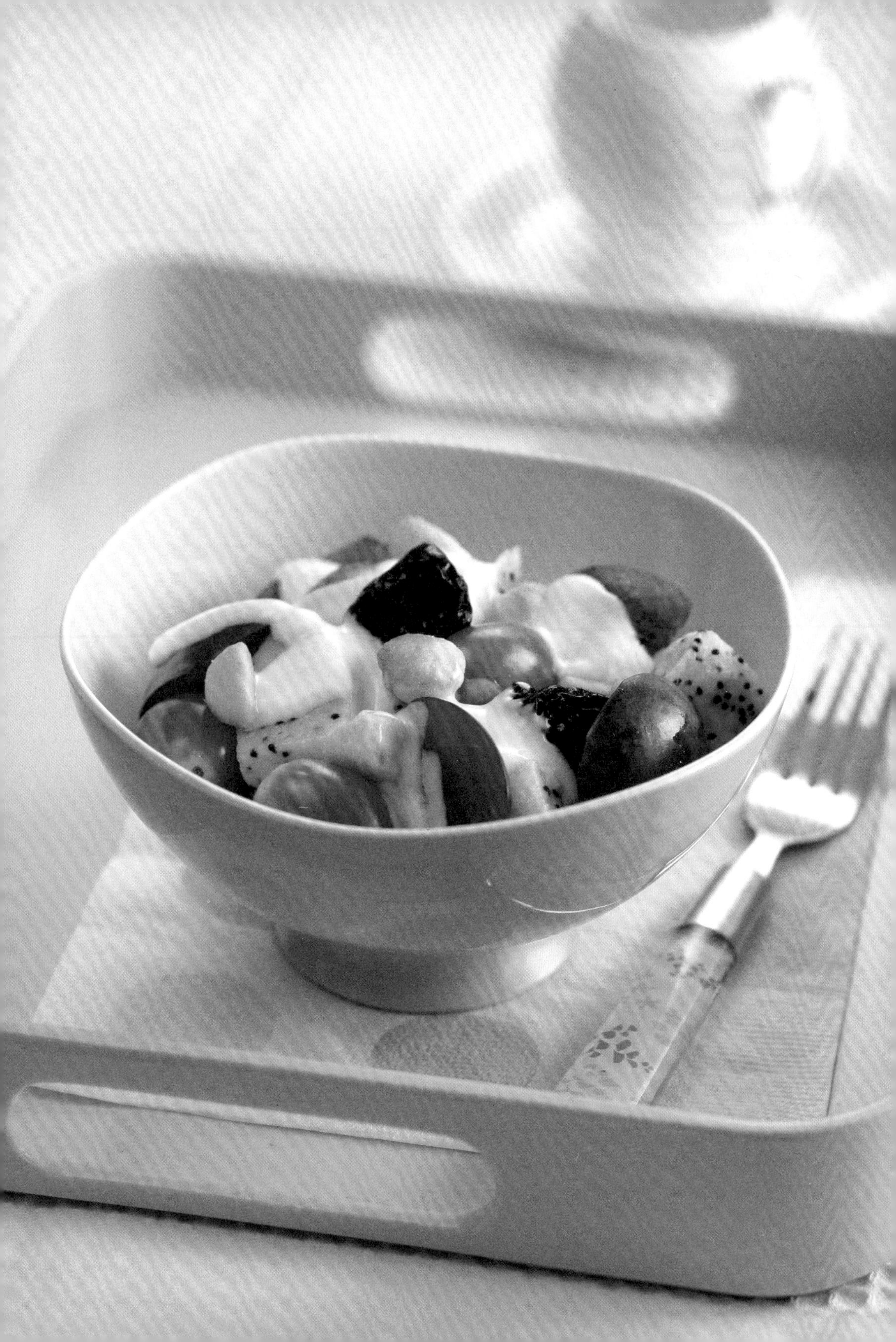

百香木瓜

● 材料

青木瓜200公克、百香果2個、檸檬1/4個
金桔2個、果寡糖適量

● 作法

1 青木瓜去皮、洗淨後切薄片。

2 挖出新鮮百香果的果肉，放入青木瓜中，混拌均勻，放入冰箱冷藏4小時，讓其入味。

3 食用時放入少許檸檬汁、金桔汁和果寡糖調味即可。

微鹼食物這樣吃

木瓜含有凝乳酶，能分解脂肪，讓油脂易於消化吸收，其中還有纖維蛋白酶則助蛋白質消化。

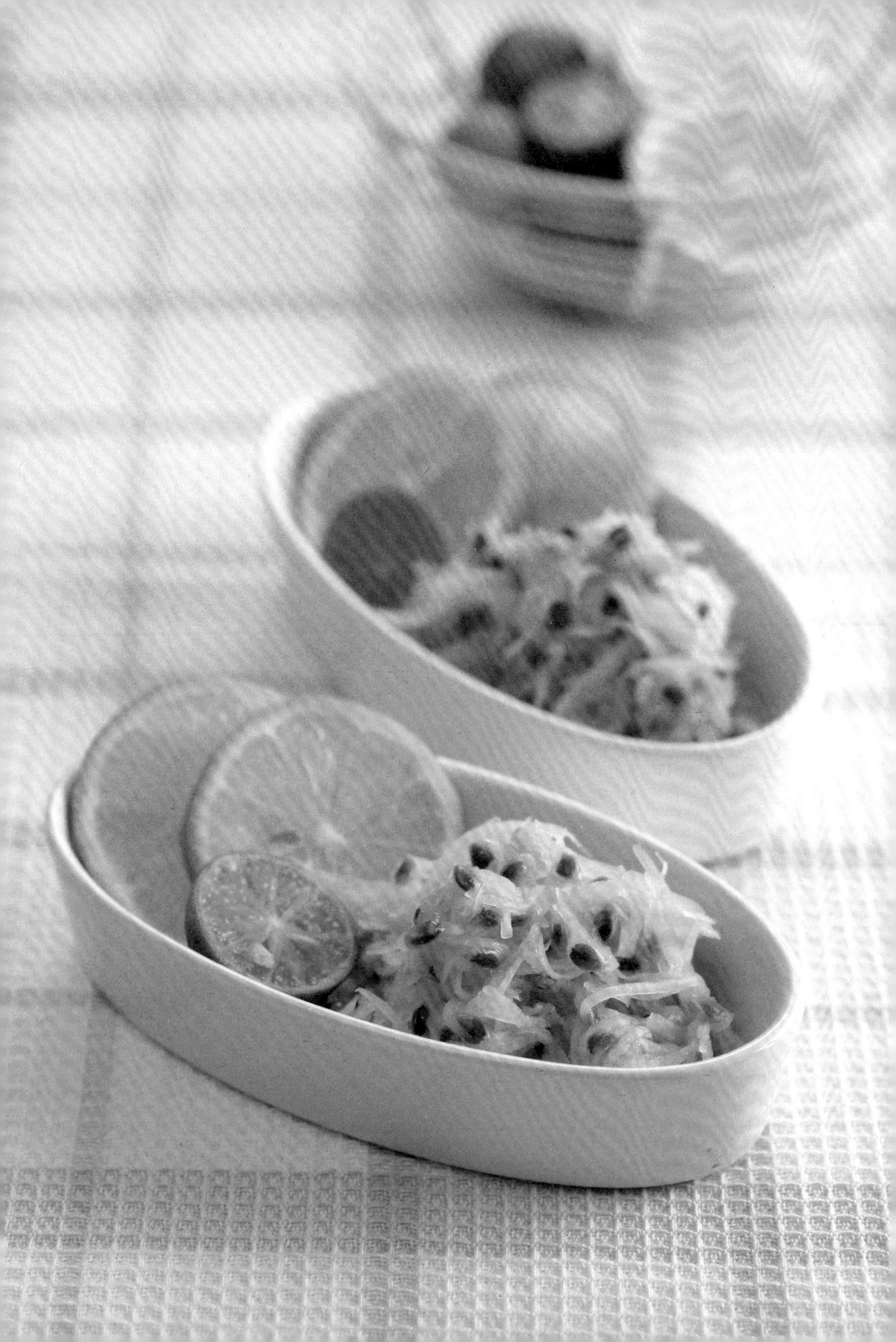

藥燉青木瓜

● 材料

青木瓜1/2個、油豆腐200公克、香菇3朵
杜仲3片、紅棗8顆、枸杞1大匙、鹽適量

● 作法

1 青木瓜去皮、去籽，洗淨後切塊。

2 香菇浸水泡軟，杜仲、紅棗、枸杞洗淨。

3 準備一鍋水，約七分滿，待水煮開後，放入所有材料煮滾，加入少許鹽調味，再以中小火煮約半小時即可。

微鹼食物這樣吃

木瓜中的木瓜鹼有抗腫瘤作用，對淋巴性白血病細胞（L1210）有強烈抗癌活性，並含多種纖維和酒石酸酚，可抵制亞硝酸的形成，預防癌症。

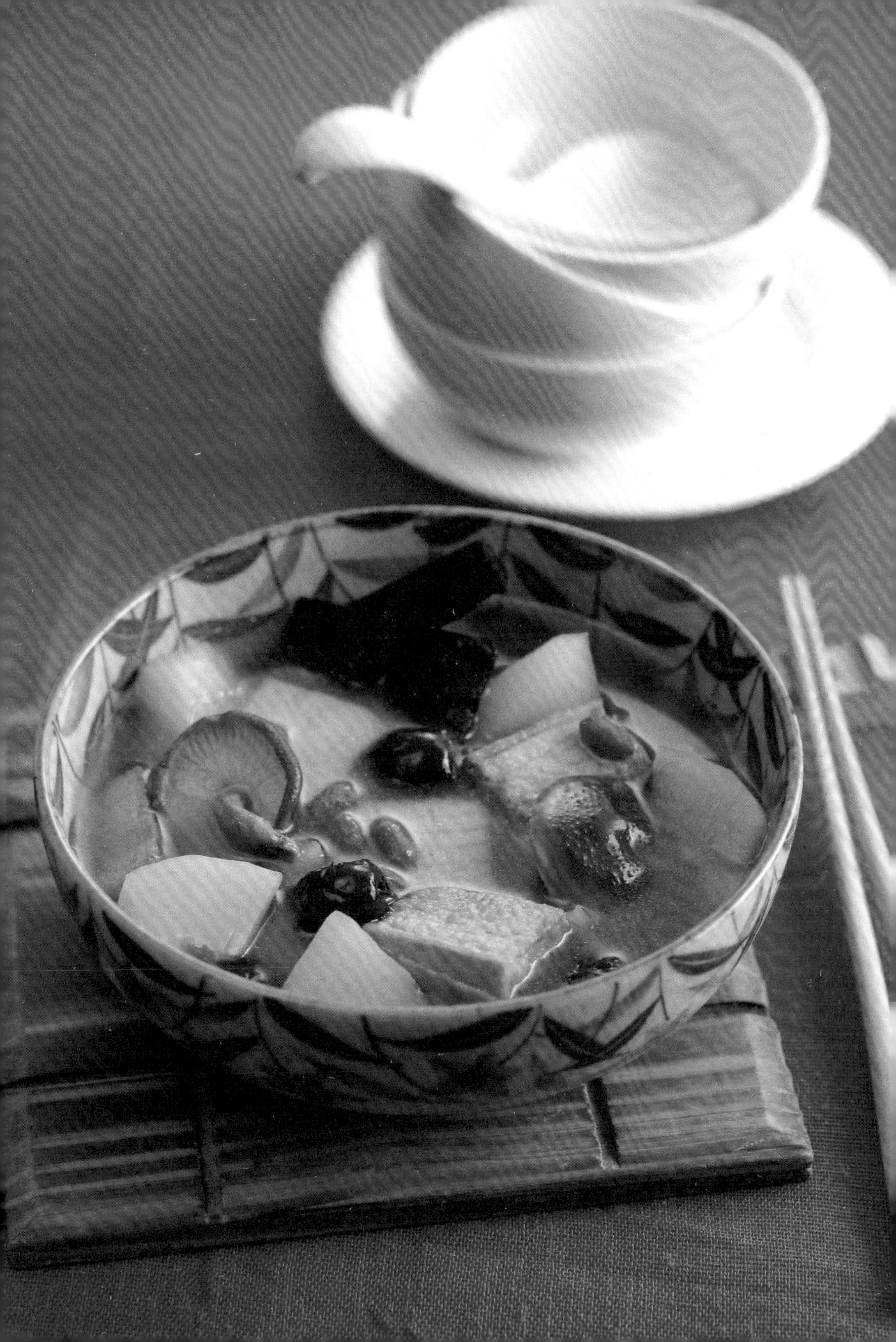

馬鈴薯濃湯

● 材料

馬鈴薯2個、胡蘿蔔100公克
綠色花椰菜100公克、蘑菇4朵、牛奶1杯
鹽適量、黑胡椒適量、綜合堅果1大匙

● 作法

1 馬鈴薯洗淨後去皮，切成小塊入鍋蒸熟，放入果汁機中，加入2杯水，打成湯汁。

2 胡蘿蔔去皮、洗淨後切小丁，綠色花椰菜洗淨、切小朵，蘑菇洗淨後對切。

3 將步驟1及步驟2的材料放入鍋中，加入牛奶，一邊攪拌一邊煮，煮滾後改小火，將胡蘿蔔、綠色花椰菜煮熟。

4 以鹽、黑胡椒調味，食用時可加入綜合堅果。

微鹼食物這樣吃

馬鈴薯含維他命C及E具抗氧化作用，豐富的食物纖維則可降低大腸癌的罹患率，並含身體所必需的微量元素，磷、矽、鋅、硒、鉬對人體健康有幫助。發芽的馬鈴薯含有毒的氰化物，即使挖除芽眼其他部分仍會殘留，所以選用時要特別注意。

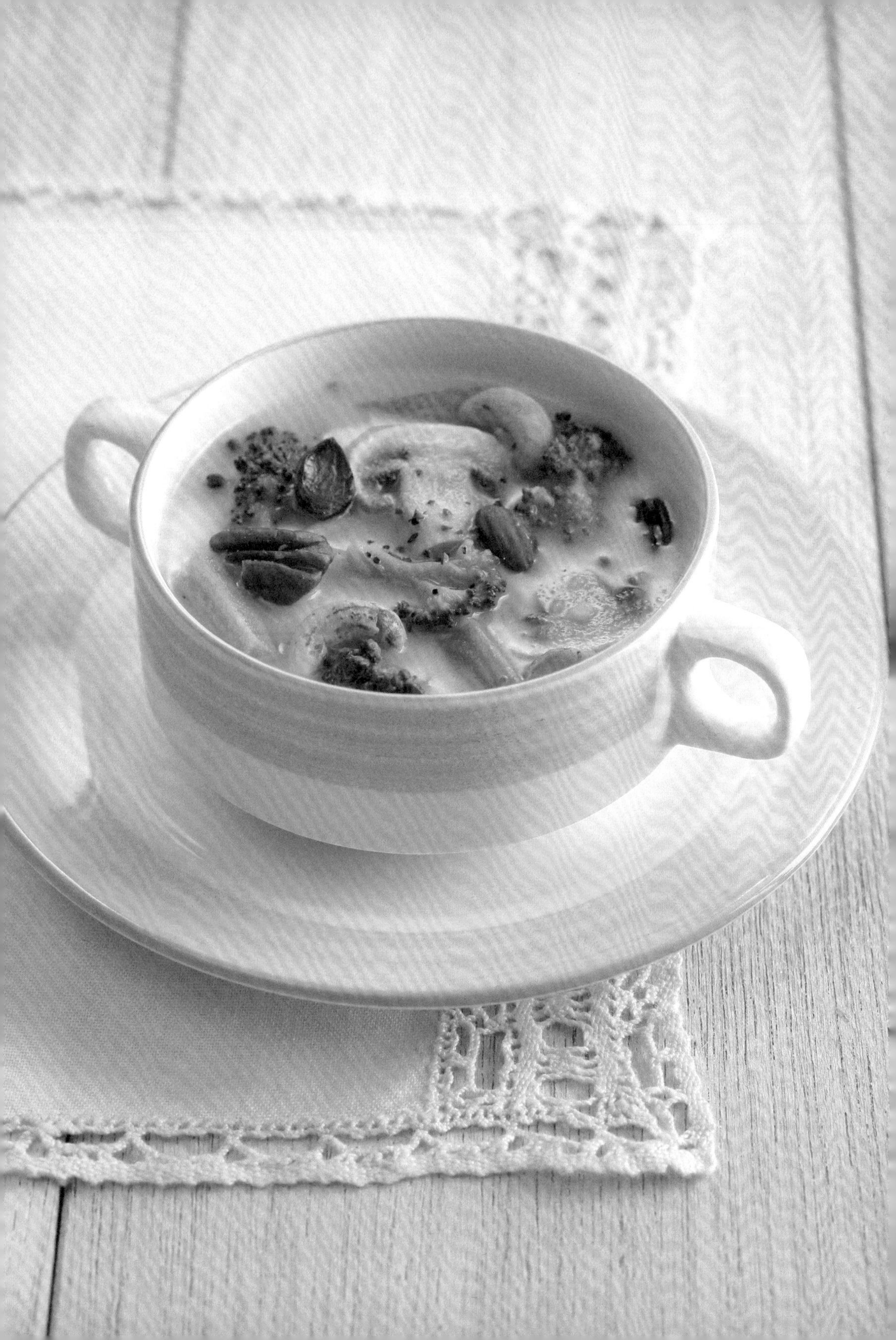

番茄沙拉

● 材料

牛番茄2個、甜椒100公克、小黃瓜100公克
薑末1小匙、醬油1大匙、砂糖適量

● 作法

1 番茄洗淨後切片，甜椒洗淨，切小段；小黃瓜洗淨後切成條狀。

2 薑末、醬油、砂糖調成沾醬。

微鹼食物這樣吃

番茄中的茄紅素具有很好的自由基捕捉能力，可使細胞免於自由基的傷害，根據流行病學的調查發現，日常飲食中攝取較多番茄的人，罹患攝護腺癌的機率比較少。

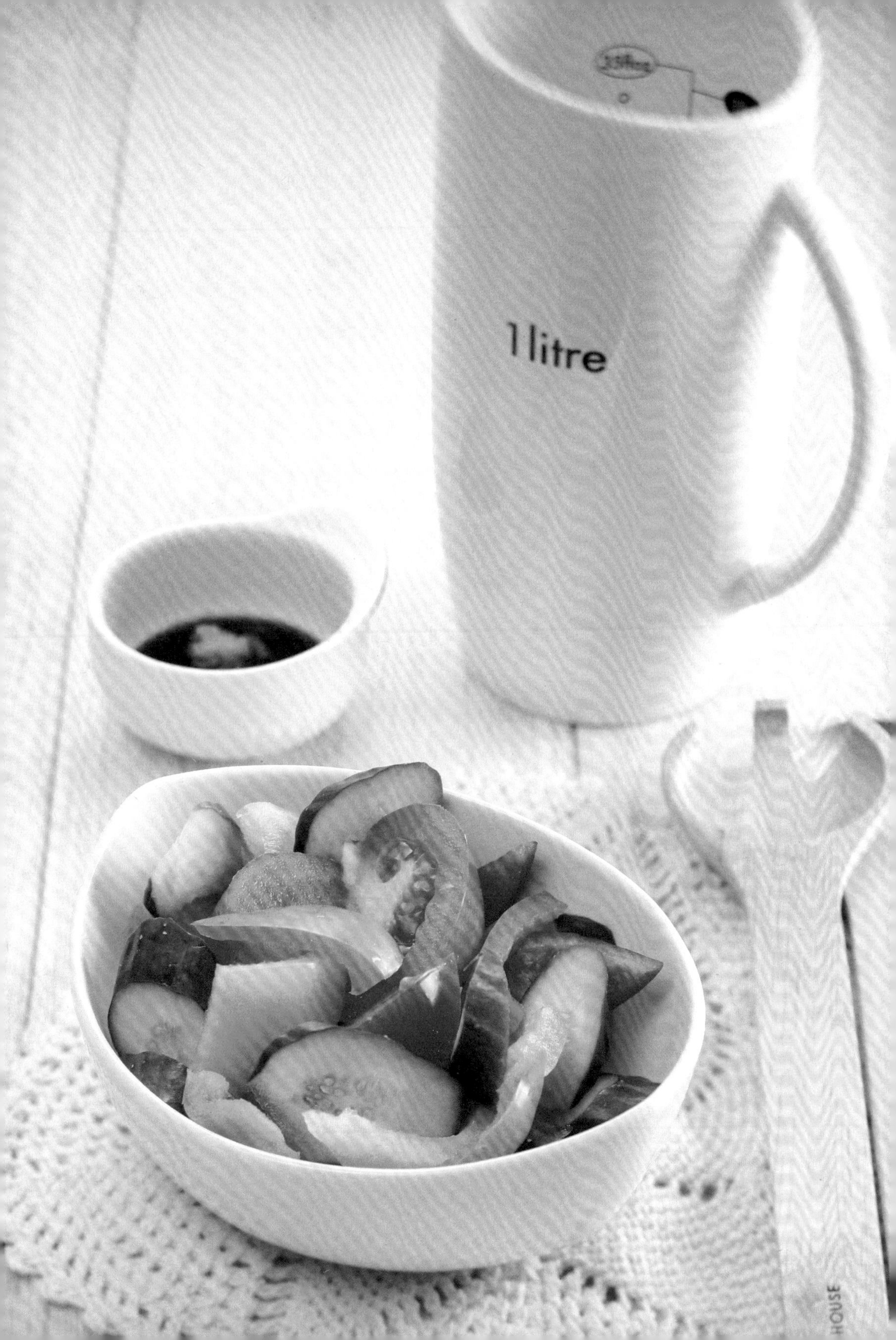

HOUSE

甜椒焗飯

● 材料

彩色甜椒2個、飯2碗、胡蘿蔔20公克
甜豌豆20公克、黑胡椒適量、起司絲4大匙

● 作法

1 將彩色甜椒對半剖開，去籽後洗淨。

2 胡蘿蔔切小丁，與甜豌豆入滾水中燙熟，撈出後瀝乾水分，拌入飯中，撒上黑胡椒調味。

3 將調好味道的飯放入彩色甜椒中，鋪上起司絲，放入烤箱中烤約5分鐘，待起司絲融化成金黃色即可。

微鹼食物這樣吃

甜椒含β-胡蘿蔔素、維他命C、辣椒素、松烯皆有抑制致癌物質的功效，使變異細胞良性化。甜椒能使身體發汗，刺激唾腺及胃液分泌，幫助消化。

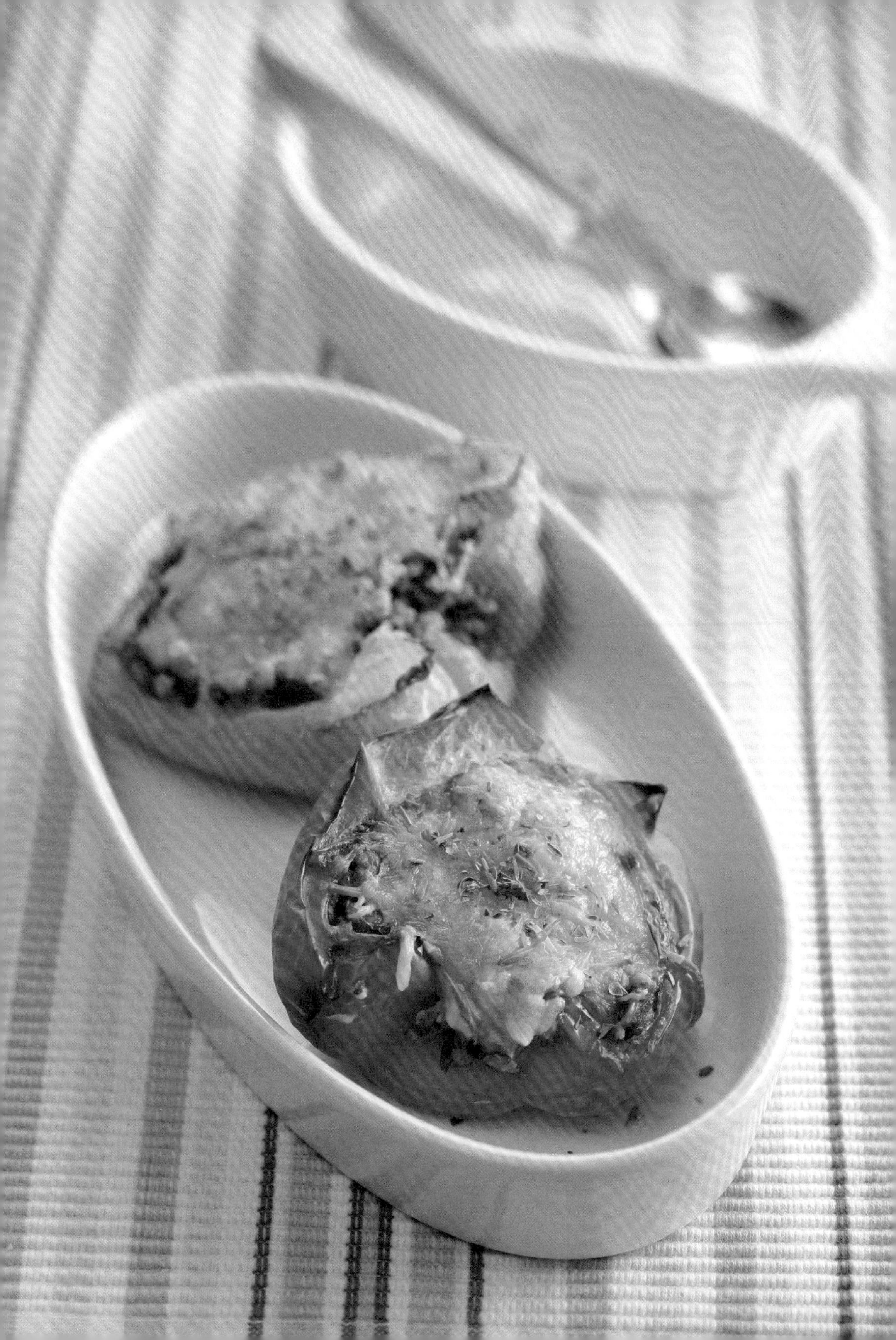

三鮮豆腐煲

● 材料

豆腐1/2盒、竹筍100公克、杏鮑菇100公克
白木耳20公克、胡蘿蔔20公克
珊瑚草10公克、薑2片、香油適量、鹽適量

● 作法

1 豆腐、竹筍、杏鮑菇切小丁。

2 白木耳、胡蘿蔔洗淨後切細絲，珊瑚草泡水至膨脹後切碎。

3 鍋中加3碗水，將步驟1、步驟2的材料及薑片一起放入煮熟，以鹽、香油調味。

微鹼食物這樣吃

杏鮑菇含有大量的多醣體，有防癌、抗腫瘤的作用。多醣體可以強化身體免疫防禦機制，刺激人體抑制癌化細胞增殖，並增強淋巴球細胞的活性。杏鮑菇也含豐富的膳食纖維，可以減少熱量及脂肪的吸收，更可縮短糞便在腸道內停留的時間。豆腐要選用傳統豆腐才可以吃到較多的鈣質。

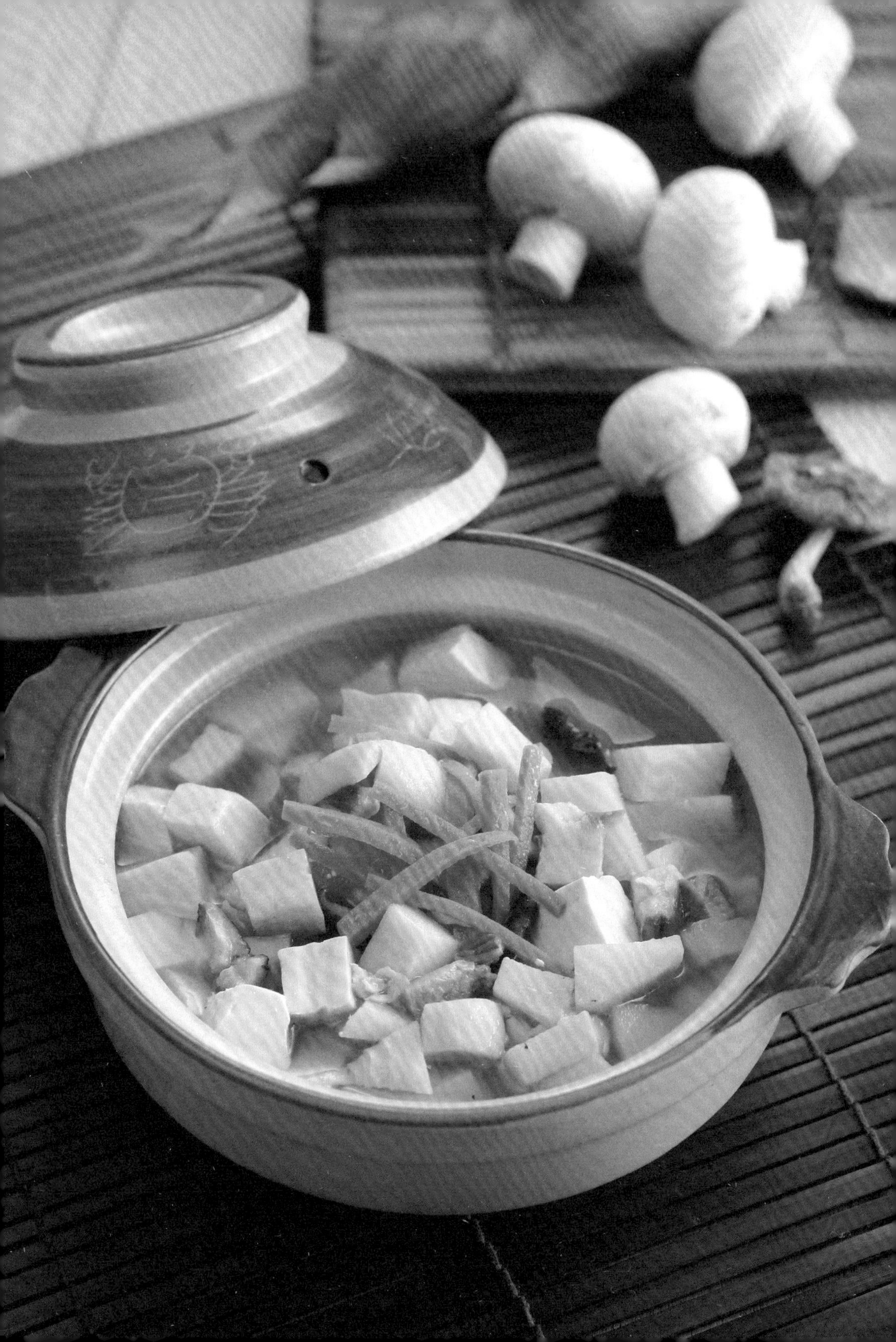

涼拌蓮藕

● 材料

蓮藕300公克、話梅1大匙、梅子醋1大匙
蔓越莓乾1大匙

● 作法

1 將蓮藕洗淨後切薄片，入鍋燙熟，放涼備用。

2 把話梅、蔓越莓乾、梅子醋加入蓮藕中，拌匀後冰鎮入味即可。

微鹼食物這樣吃

蓮藕內含有多醣像是失水戊醣、葡萄醣、戊醣……有提高免疫力而抑制癌細胞成長。蓮藕含有生物鹼可抑制的細胞繁殖和腫瘤的成長，其中的丹寧酸具有收斂效果，使血管收縮而生止血的作用。

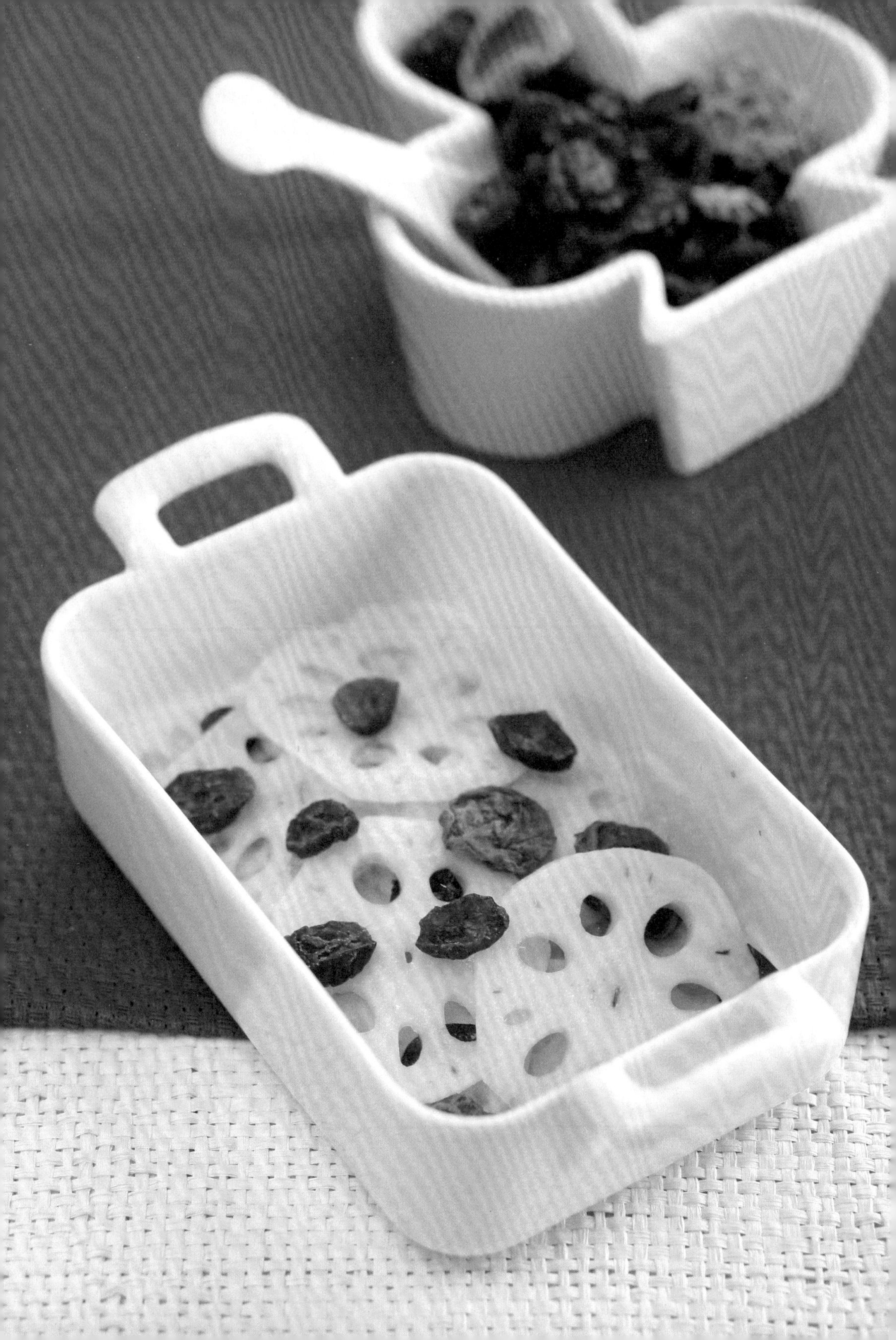

果香咖哩

● 材料

蘋果1個、馬鈴薯1個、地瓜1個
胡蘿蔔50公克、咖哩粉1小匙、薑末1小匙
橄欖油1大匙、鹽適量、月桂葉1小片

● 作法

1 胡蘿蔔、馬鈴薯、地瓜洗淨後去皮，切塊備用，蘋果切小塊。

2 鍋中加入2碗水，再放進胡蘿蔔、馬鈴薯、地瓜煮至鬆軟。

3 橄欖油加熱，炒香薑末和咖哩粉，將煮鬆軟的胡蘿蔔、馬鈴薯、地瓜放入一起煮熟，再加月桂葉、鹽調味，最後加入蘋果即可。

微鹼食物這樣吃

咖哩可以減少血栓、減少動脈硬化、降低脂肪酸、降低膽固醇，其中主要的香料爲薑黃，其中的薑黃素可減少變性蛋白在我們腦中神經間的沉積，避免神經細胞受損所造成的記憶力喪失和混亂。薑黃素可以抑制不正常細胞過度增生，減少癌症轉移的機會。

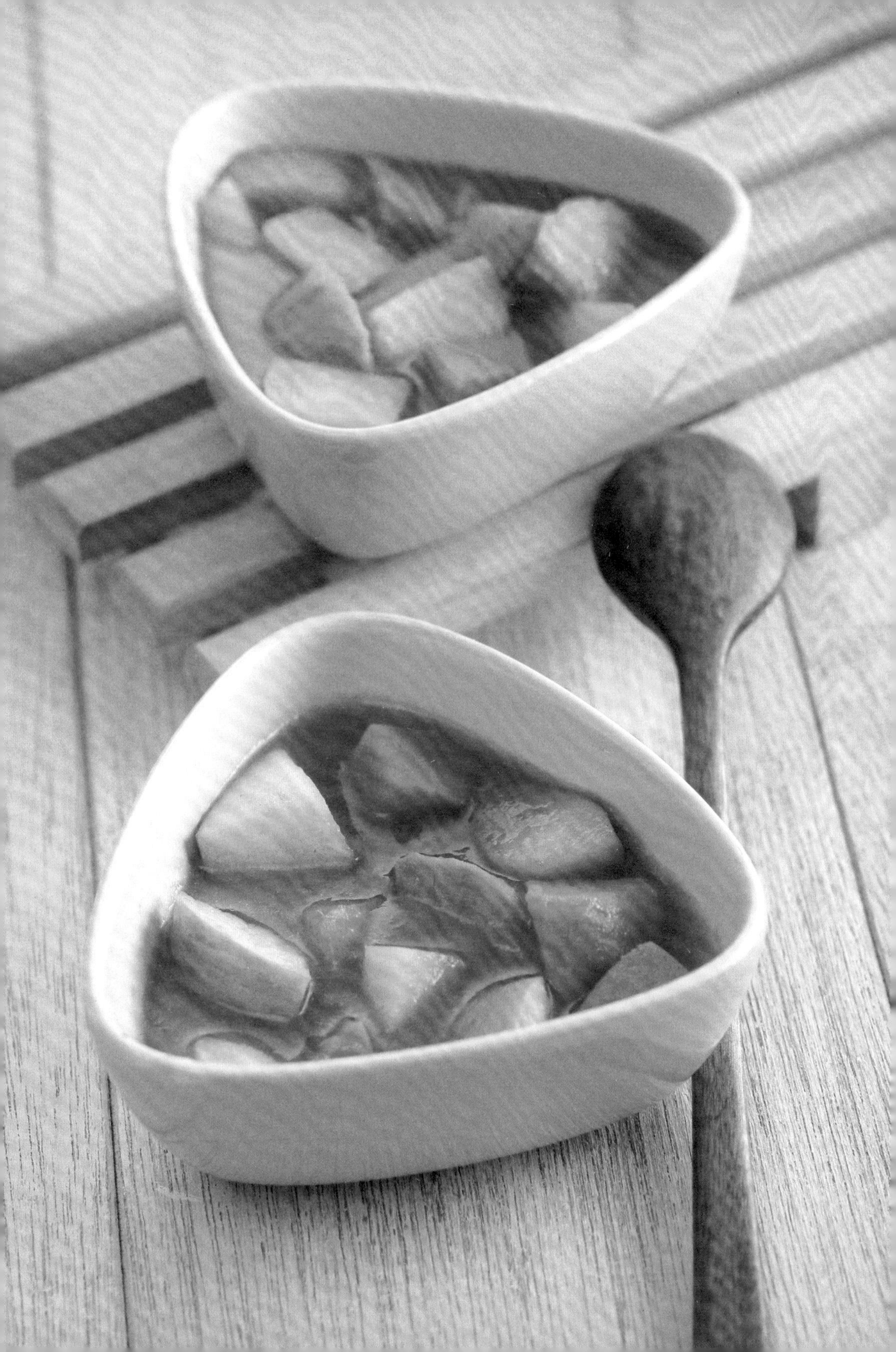

涼拌芽菜

材料

海帶芽（乾）10公克、豌豆嬰20公克
紫色高麗菜20公克、夏威夷豆10公克
金桔2顆、梅漿1大匙、醬油1小匙

作法

1 海帶芽洗淨，以冷開水浸泡至膨脹變軟。

2 豌豆嬰洗淨備用，紫色高麗菜洗淨後切細絲，夏威夷豆壓碎備用。

3 金桔洗淨剖半，將汁擠出，加入梅漿、醬油調成醬汁。

4 將海帶芽放入醬汁中浸泡至入味，再將豌豆嬰、紫色高麗菜拌入，灑上夏威夷豆即可。

微鹼食物這樣吃

海帶芽含有的昆布胺酸和褐藻酸有降低血壓和防止動脈硬化的作用，並可降低血液中的膽固醇。海帶芽中含有一種叫「藻聚糖」的物質，不僅能降低膽固醇，還能防止血液凝固，從而能防止血栓形成，減少腦中風和心肌梗塞的發生機率。夏威夷豆油脂含量高，亦含豐富礦物質，但還是不宜放太多。

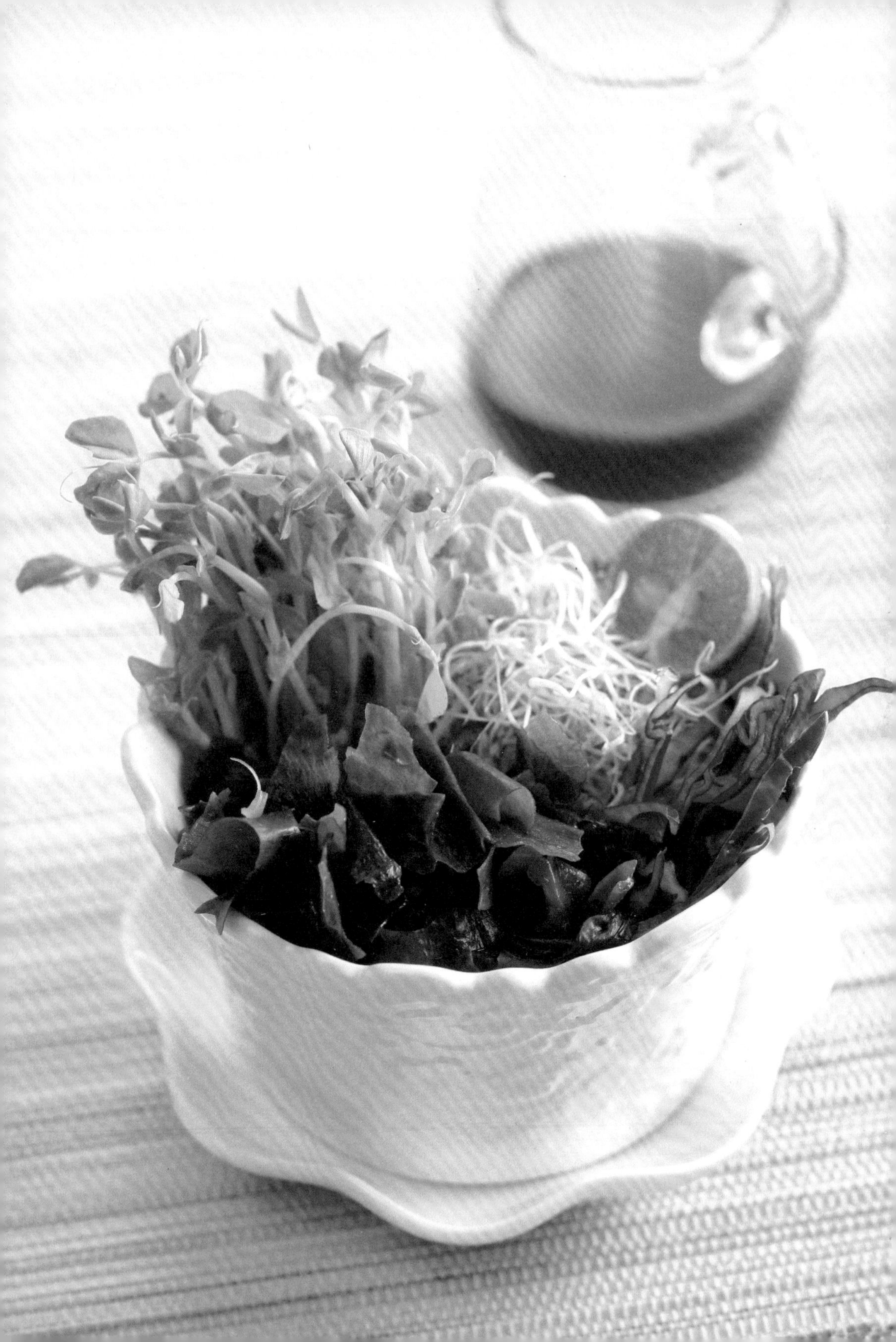

銀耳甜湯

材料

白木耳（乾）5公克、山藥150公克、薑2片
黑糖蜜1大匙

作法

1 白木耳洗淨、泡開後切小塊，山藥去皮洗淨後切小丁。

2 將白木耳、山藥、薑放入電鍋的內鍋中，加入1000CC的水，放入電鍋內燉煮。

3 待開關跳起，再用黑糖蜜調味即可。

微鹼食物這樣吃

山藥中含有八種人體必需胺基酸，並含有黏多糖，進入胃腸道內，可促進蛋白質和澱粉的分解及吸收。含纖維質，可促進腸胃蠕動、預防如腸息瘤、腸癌及胃癌等。黏多糖爲多糖體的一種，可增加自然殺手細胞及T細胞，活化巨噬細胞，產生干擾素，提高人體免疫力。黑糖蜜含豐富的礦物質，特別是礦物質鎂，可以安定神經，幫助熱量代謝。

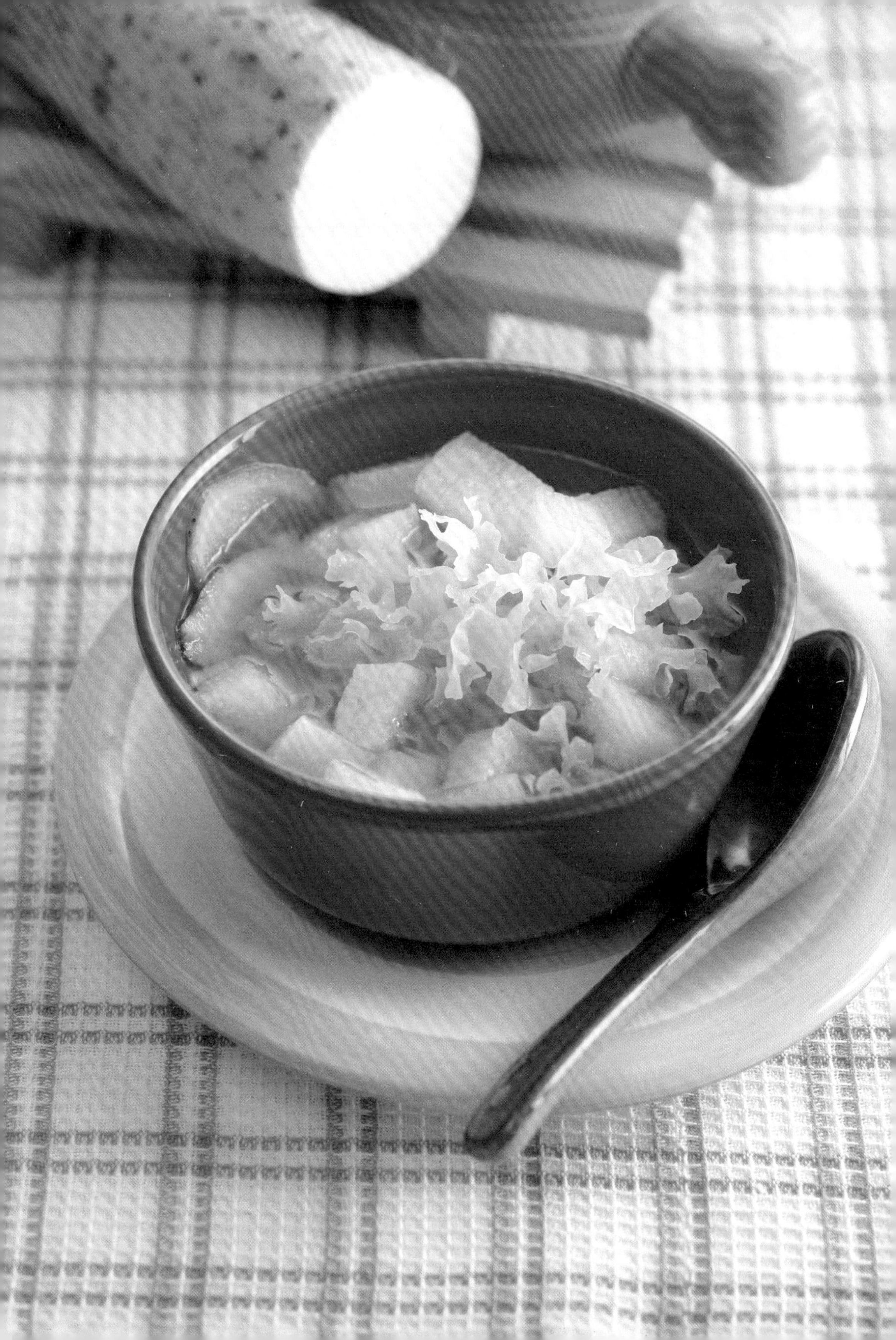

醬香茄子

● 材料

茄子150公克、九層塔2片、薑2片、辣椒適量
番茄醬1大匙、糖適量、香油適量

● 作法

1 九層塔、薑、辣椒洗淨後切成末，拌入番茄醬、糖、香油，調成醬汁。

2 茄子洗淨後放入滾水中燙熟，放涼後切成段。

3 茄子擺盤，淋上醬汁即可上桌。

微鹼食物這樣吃

茄子內豐富生物類黃酮可以幫助增加其血管彈性，抑制膽固醇、降低毛細血管的脆性，強化血管的滲透性，預防毛細血管出血對心血管疾病皆有助益。茄子多種營養素是藏在紫色表皮中，這些多酚類有抗氧化功效。

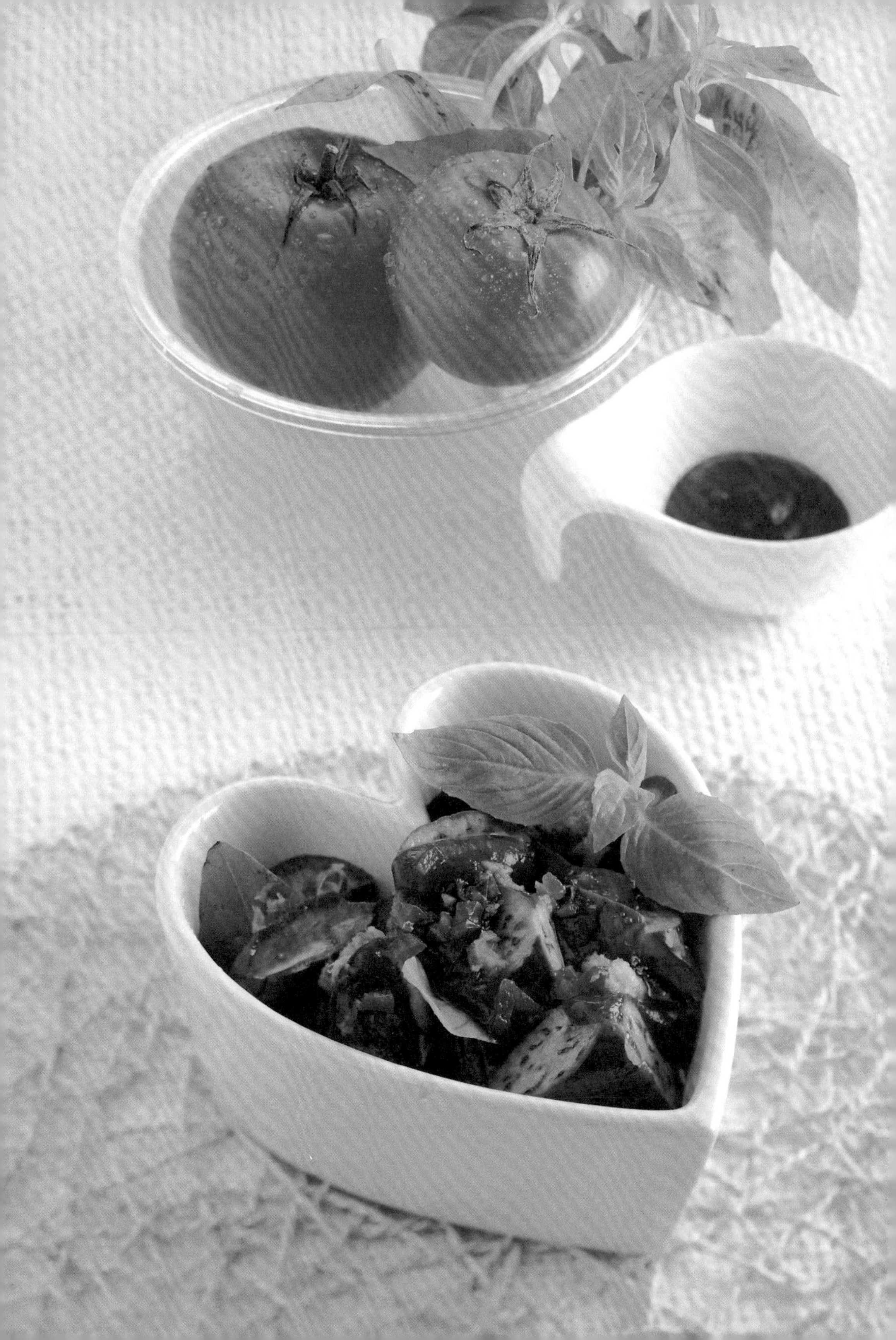

芝麻牛蒡絲

● 材料

牛蒡半根、白芝麻1/2小匙、醬油適量
醋少許、油2小匙

● 作法

1 牛蒡洗淨、去皮後切細絲，泡水備用。

2 起油鍋，炒香白芝麻，加入牛蒡、醬油、半碗水，煮至醬油入味即可。

微鹼食物這樣吃

牛蒡含豐富菊糖、牛蒡糖及膳食纖維，有助腸道的淨化、維生素A、C、E及B群，生物黃酮類、精胺酸及礦物質鋅、鐵、鈣、鎂、碘等，另含有多酚類成分，如綠原酸、咖啡酸、異綠原酸等等，是長期食用的保健珍品。

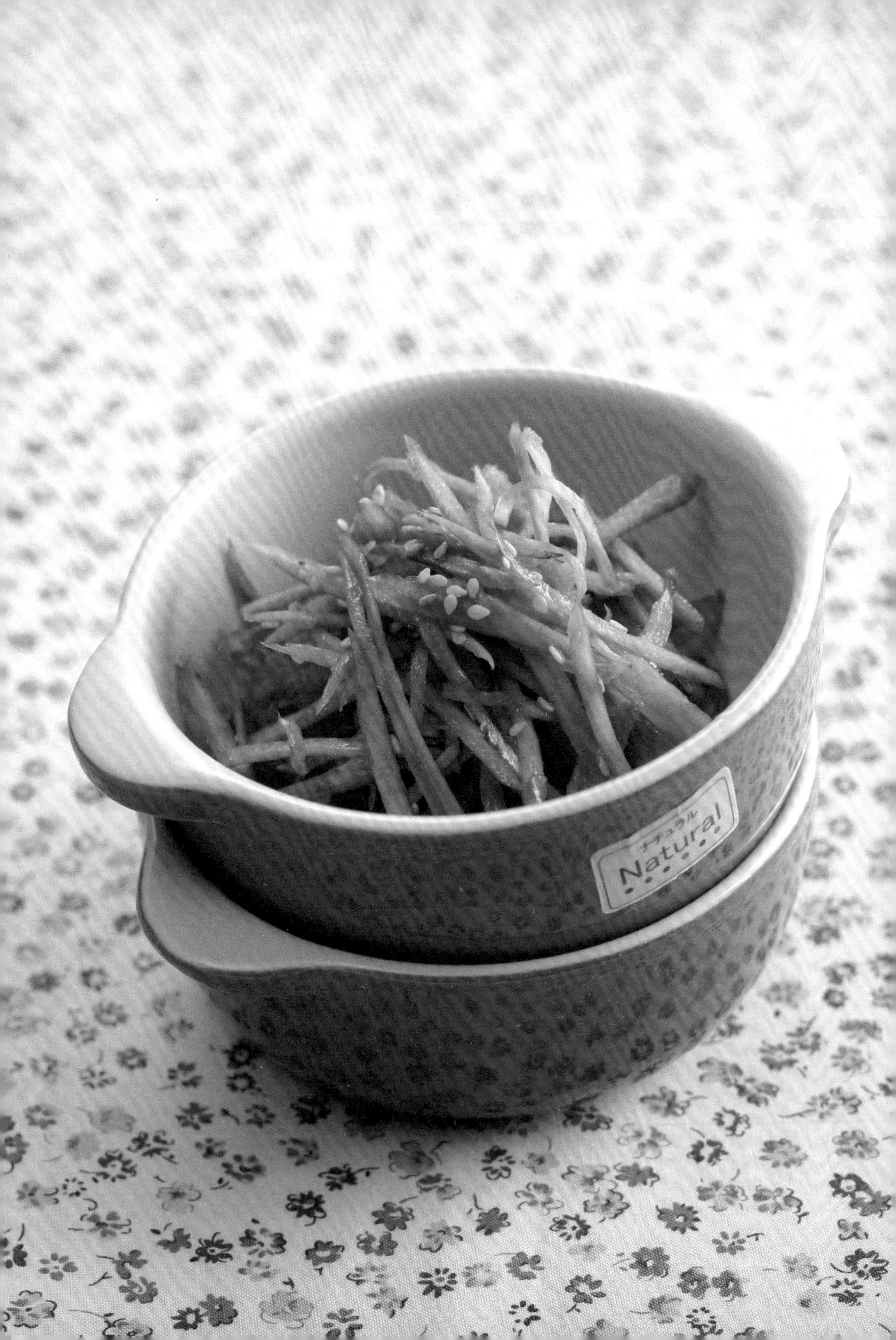
ナチュラル
Natural

菜香鬆

● 材料

蘿蔓生菜2片、香菇2朵、荸薺3顆、豆乾2片
胡蘿蔔20公克、夏威夷豆1大匙、油 2小匙
胡椒粉適量、鹽適量

● 作法

1 蘿蔓生菜洗淨。

2 荸薺、胡蘿蔔洗淨後去皮，切成小丁；豆乾切成小丁；香菇洗淨、去蒂頭後切成小丁。

3 起油鍋，爆香香菇丁，加入荸薺丁、胡蘿蔔丁、豆乾丁炒熟，加入鹽、胡椒粉調味，起鍋後加入夏威夷豆。

4 食用時放在蘿蔓生菜上一起食用。

微鹼食物這樣吃

蘿蔓生菜含有芳香煙羥化脂，能分解食物中的亞硝酸胺，預防癌症。其中還含有酵素、鎂、維生素B_1、B_2、B_6及C等營養素，有促進利尿、改善心肌收縮、平衡體內電解質的功用。

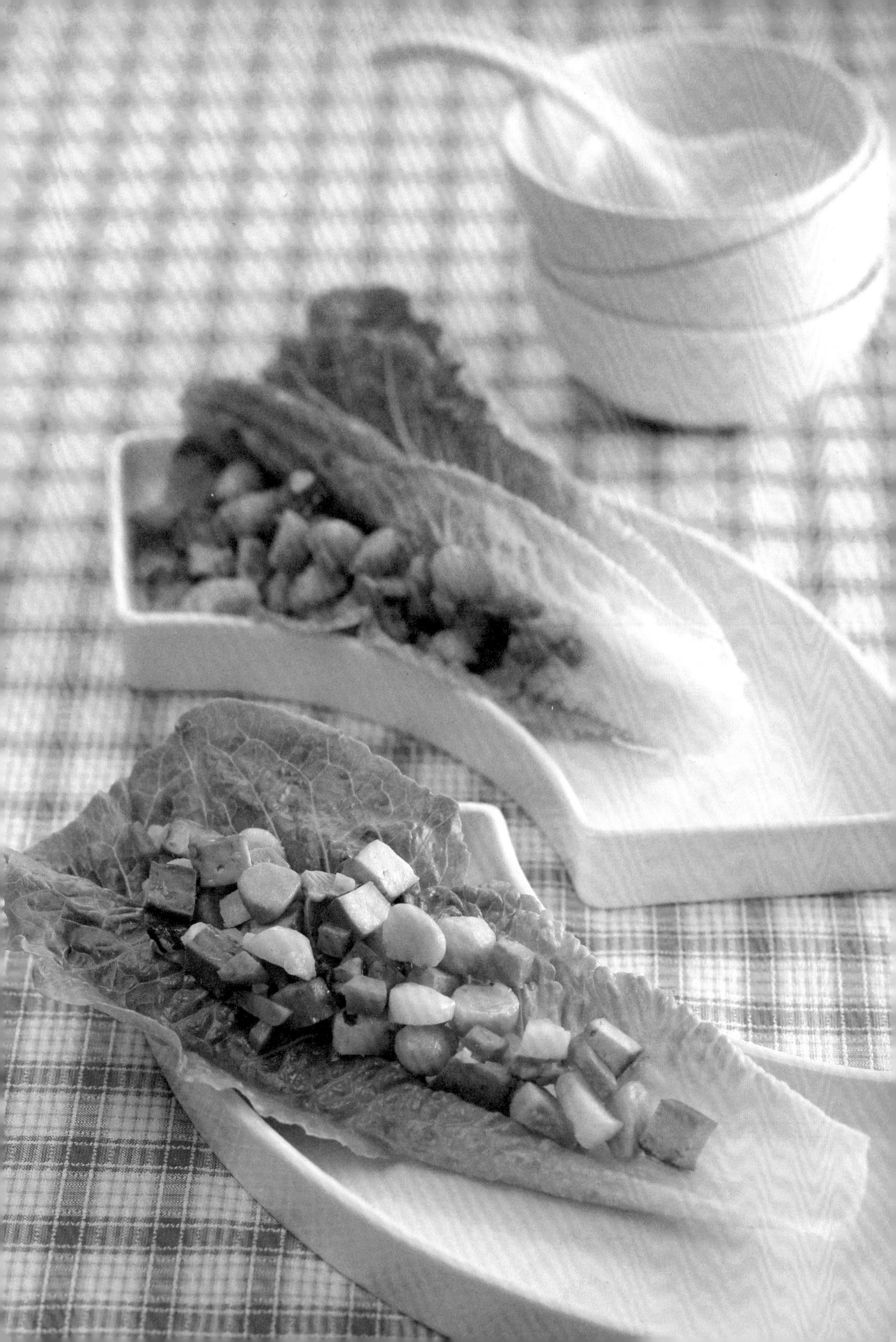

小黃瓜拌蒟蒻

● 材料

小黃瓜1條、蒟蒻絲100公克、薑絲2大匙
紅辣椒適量、鹽1小匙、醋1小匙、砂糖適量
香油適量、鹽適量

● 作法

1 將小黃瓜洗淨後拍裂，再切成小段，加入1小匙鹽，拌勻後約放置5分鐘，再瀝乾多餘水分。

2 將鹽、醋、細砂糖、香油拌勻，薑絲及紅辣椒切末。

3 蒟蒻切成長條，用滾水略爲燙過，並瀝乾水分。

4 小黃瓜和蒟蒻、海帶芽加入步驟2的醬料及薑絲、紅辣椒末，充分拌勻，靜置一段時間至入味即可。

微鹼食物這樣吃

小黃瓜中有抑制糖類物質轉化爲脂肪的丙醇二酸，減少脂肪產生堆積，並含有豐富的鉀、維生素A、鈣、磷、鐵、硒等人體不可少的營養物質。

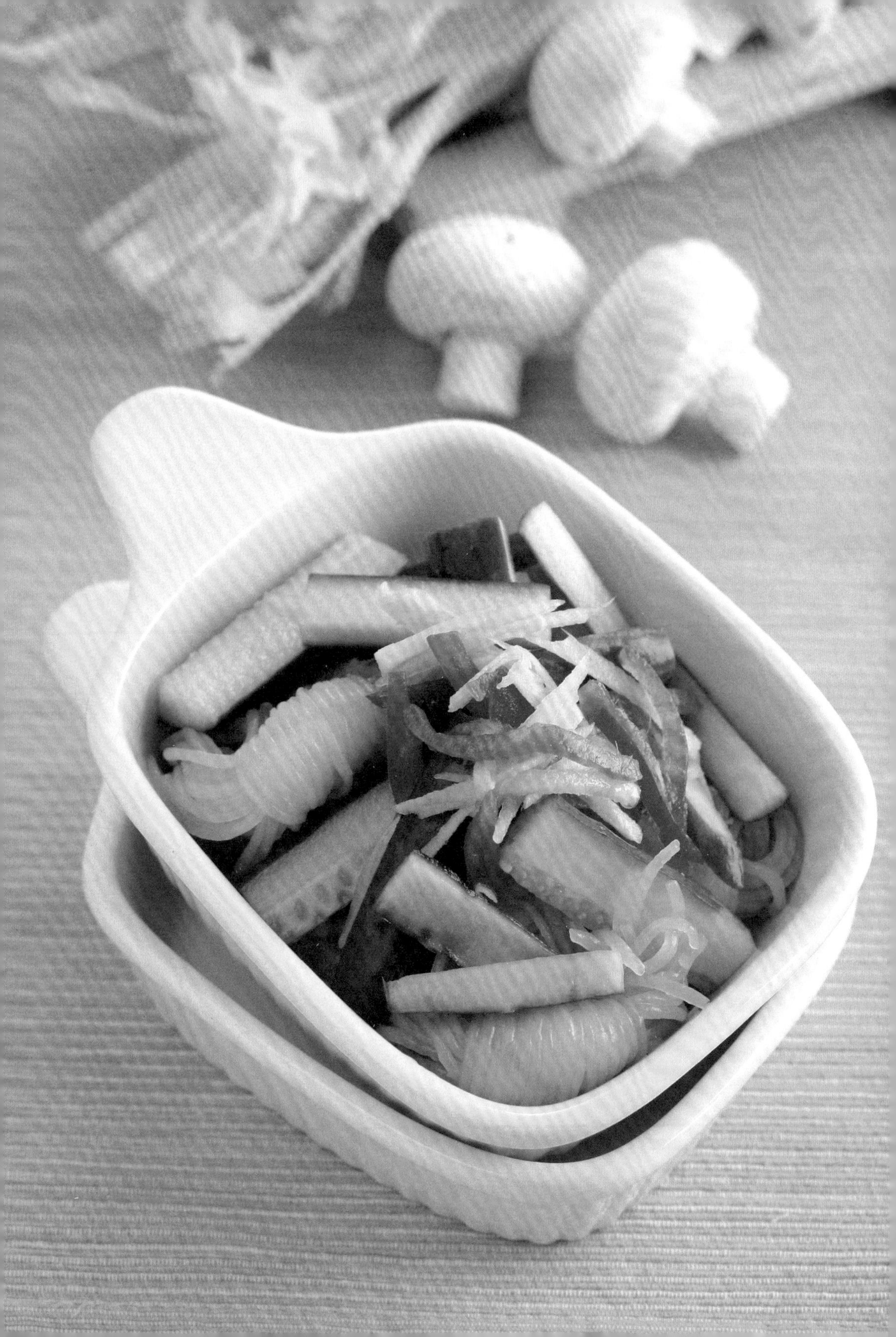

鮮蔬湯

● 材料

紅番茄2個、馬鈴薯2個、胡蘿蔔1個
高麗菜1/4個、素高湯1碗、奶油2大匙
月桂葉1片、黑胡椒適量

● 作法

1 馬鈴薯、胡蘿蔔削皮洗淨後切塊，高麗菜洗淨後切成片狀，與紅番茄一起放入素高湯中，加入月桂葉，再加水煮熟。

2 紅番茄熟後撈起，將皮撕掉，剁碎後再放入鍋中繼續煮爛。

3 加入奶油，並以小火燜煮，最後以黑胡椒提味即可。

微鹼食物這樣吃

高麗菜中有十多種的抗癌物質，經常攝取有助於降低癌症發生的總危險率，其中對於肺癌、胃癌、大腸直腸癌、女性乳癌……等的效益特別顯著。高麗菜富含維生素A、B_2、C、K、U，其中維生素K、U具有治療潰瘍、緩解胃痛的效果，是天然的胃藥。高麗菜鈣質含量亦豐富，有助於維護骨骼的新陳代謝。

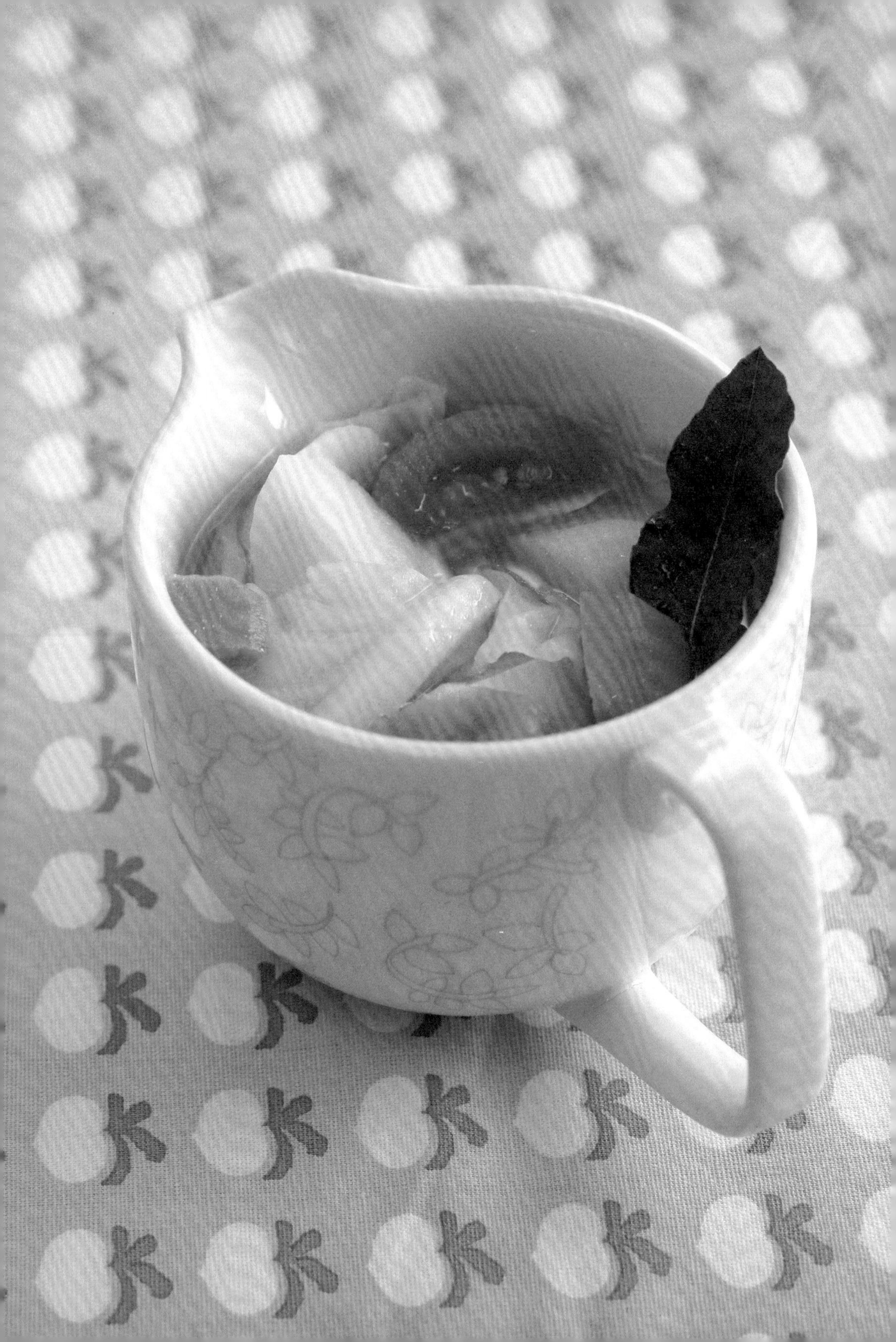

五色蕎麥麵

材料

蕎麥麵1小把、山藥50公克、鮮香菇50公克
小黃瓜50公克、黃甜椒50公克、紅甜椒50公克
七味粉適量、水600CC、醬油100CC
味醂100CC、乾香菇3朵、昆布1小段

作法

1 將水、醬油、味醂、乾香菇、昆布放入鍋中，煮滾後夾出昆布、香菇，煮成醬汁，盛出放涼，再加入七味粉調均勻。

2 將蕎麥麵放入滾水中煮5分鐘，撈出後泡冰水，瀝乾水分後盛盤。

3 山藥、鮮香菇、小黃瓜、黃甜椒、紅甜椒均洗淨後切成細絲。

4 將步驟2的蕎麥麵及步驟3的菜料盛入盤中，食用時再沾著醬汁吃。

微鹼食物這樣吃

蕎麥其蛋白質的含量很多，尤其是人體必需的胺基酸中的離胺酸和精胺酸，另外含有豐富維生素B_1、E、膽鹼素、菸鹼酸、泛酸及鉀、鈣、磷、鎂、鐵等成分，及其他穀類所沒有的芸香苷，有強化微血管，預防動脈硬化、中風及高血壓的功效。

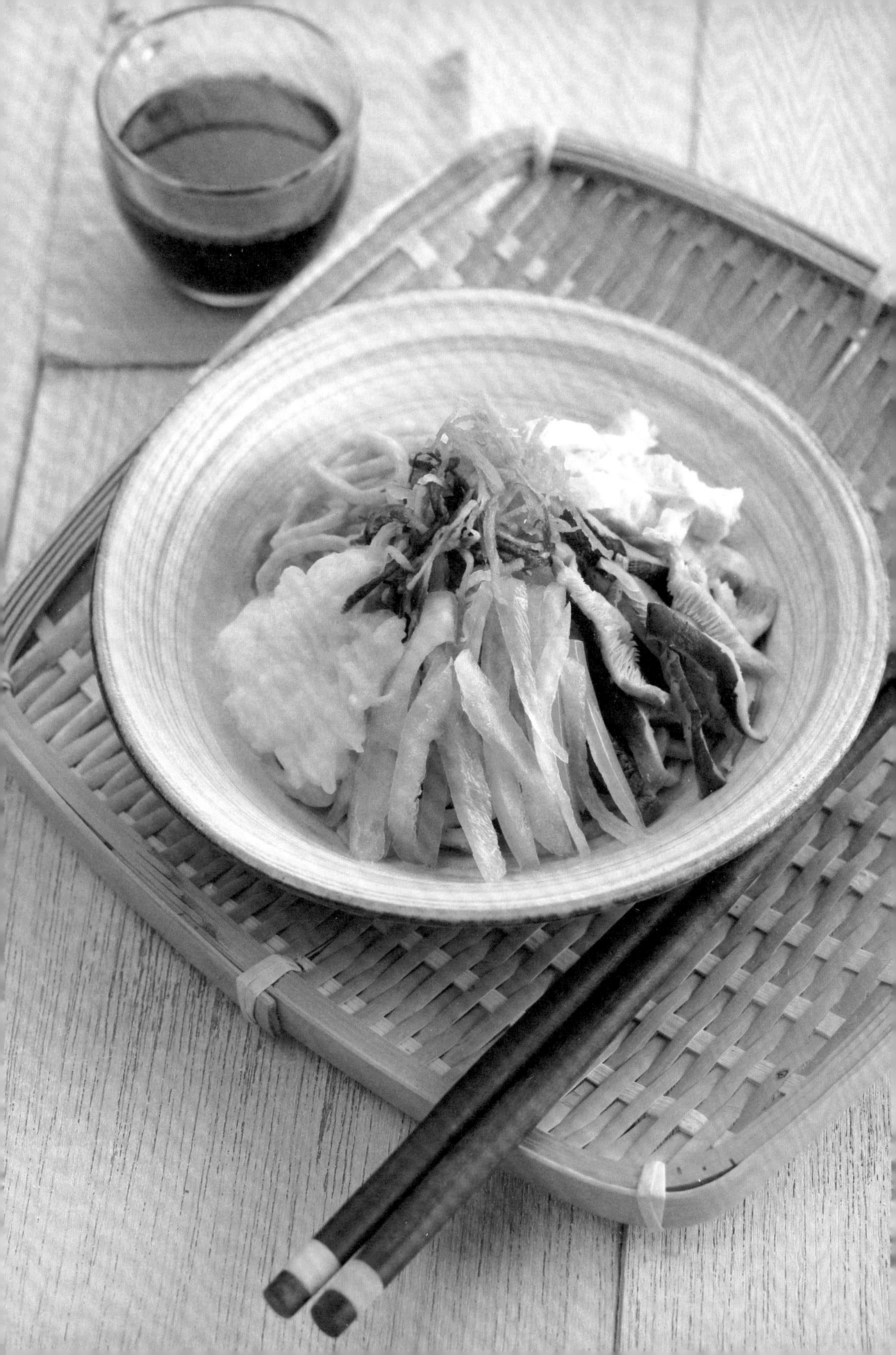

冬瓜薏仁湯

● 材料

冬瓜半斤、枸杞1大匙、當歸2片
薏仁80公克、鹽適量

● 作法

1 將薏仁泡水約3至4個小時；枸杞泡半小時。

2 冬瓜削皮、洗淨後切塊。

3 將泡過水的薏仁放入鍋中，加入約八分滿的水煮熟，約需2小時。（或放入電鍋中煮）

4 把冬瓜、枸杞、當歸放入薏仁湯中再煮半小時，以鹽調味即可。

微觴食物這樣吃

薏仁含豐富的油脂、維生素及膳食纖維，主要的脂肪酸是油酸及亞麻油酸。薏仁可降低高血脂症患者血漿膽固醇、三酸甘油脂、降低密度脂蛋白膽固醇及血糖濃度，也可增加血漿高密度脂蛋白膽固醇濃度。薏仁的萃取物則具有增進免疫能力、抗過敏等效用。

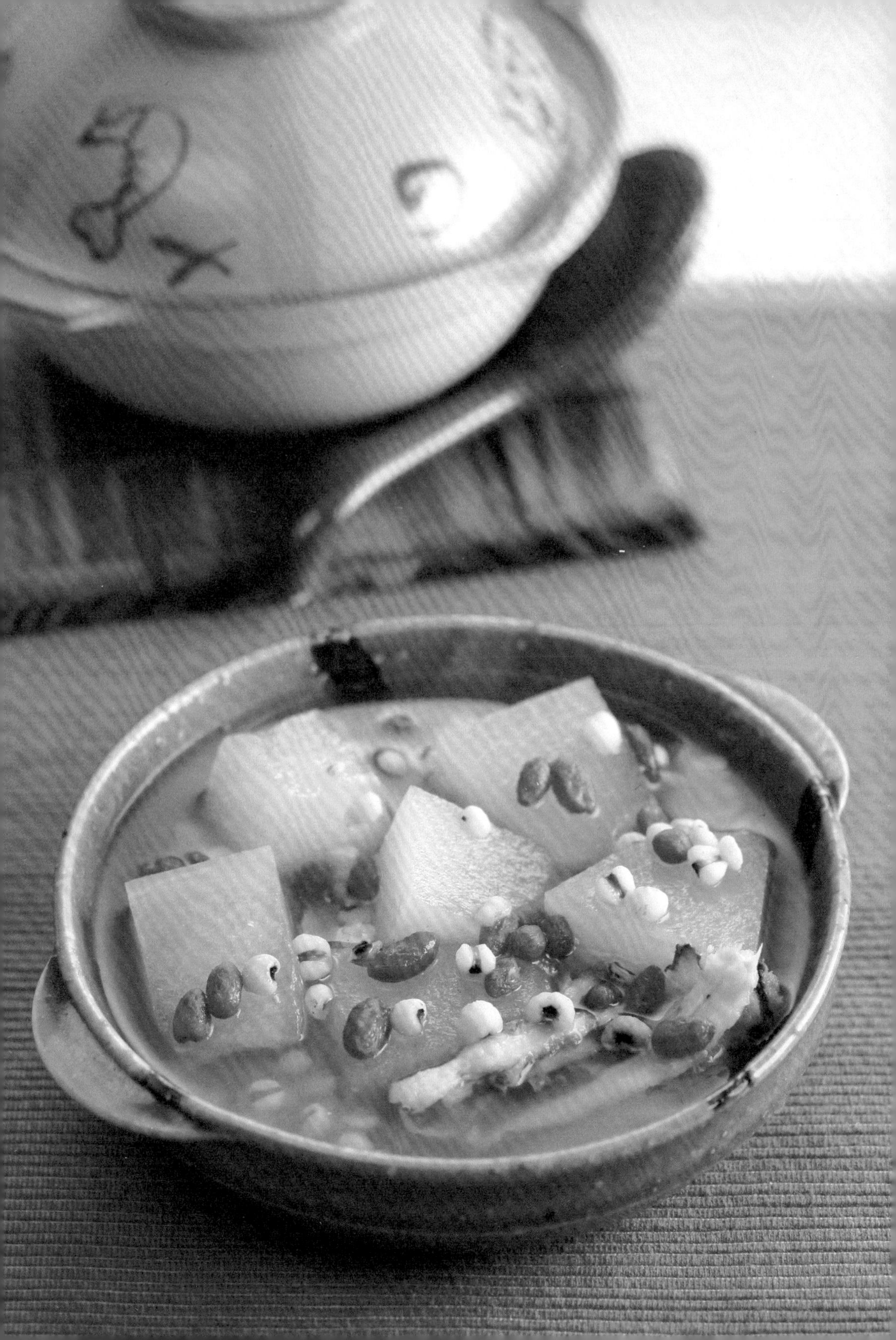

番茄蘑菇湯

● 材料

番茄100公克、西洋芹100公克
蘑菇50公克、素高湯300至400CC

● 作法

1 將西洋芹、番茄、蘑菇洗淨後切成小片。

2 將高湯煮滾後，加入西洋芹片、番茄片、蘑菇片煮熟即可。

微鹼食物這樣吃

西洋芹中的芹菜素是一種類黃酮可阻止腫瘤生長，含有豐富的非水溶性纖維在消化道移動時，會吸收水分而增大體積，可以刺激腸胃蠕動，幫助排便。

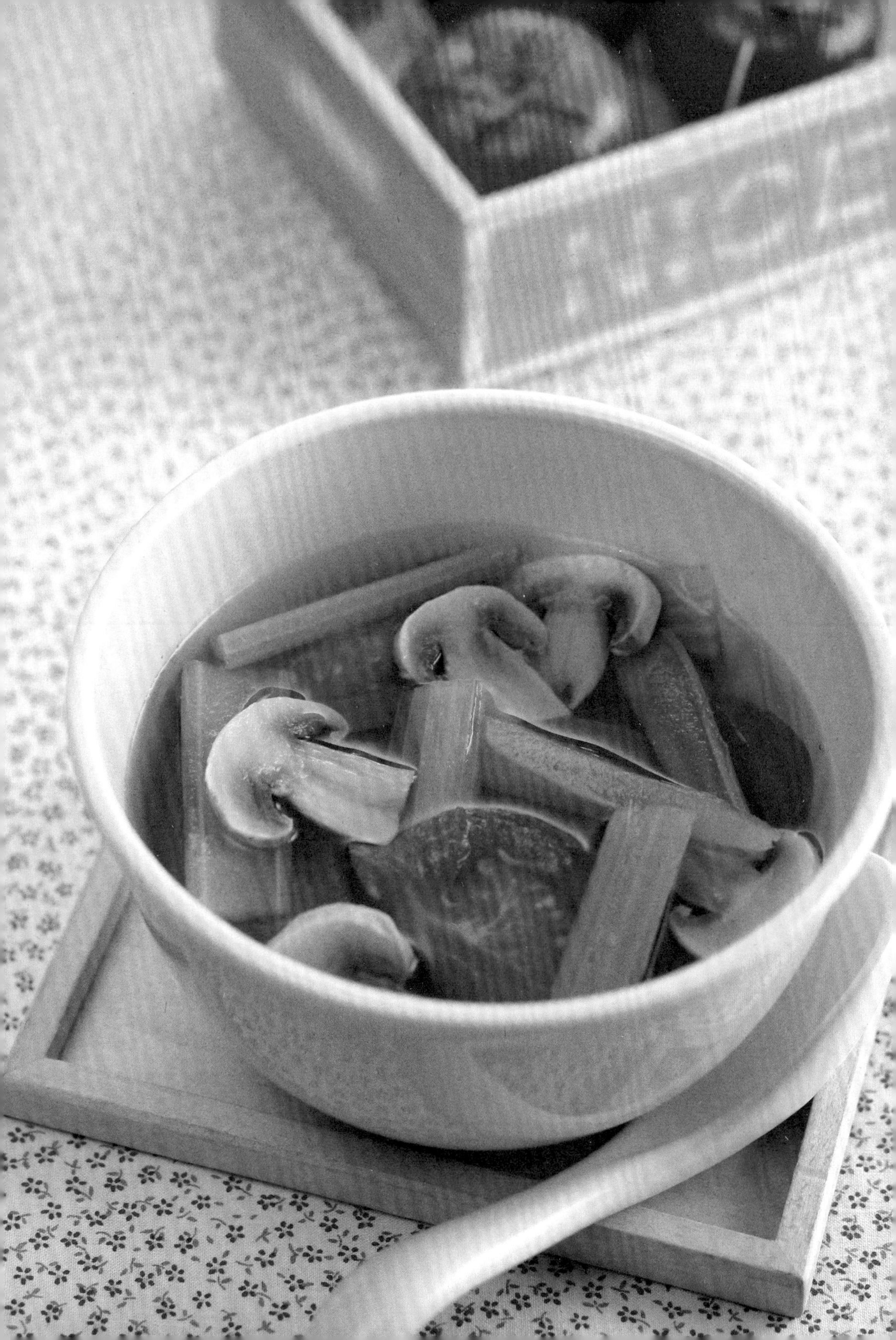

紫菜捲

材料

紫菜1張、蛋皮或腐皮1張、小黃瓜100公克
胡蘿蔔100公克、苜蓿芽100公克
沙拉醬2茶匙

作法

1 小黃瓜、胡蘿蔔洗淨後切成絲。

2 紫菜上鋪上蛋皮或腐皮，放上黃瓜絲、蘿蔔絲及苜蓿芽，淋上沙拉醬，捲起，切成小塊即可。

微鹼食物這樣吃

苜蓿芽營養豐富含有鈣、磷、鐵、鈉、鉀、鎂等礦物質及維他命A、B_1、B_2、B_6、B_{12}、C、E、K和多種胺基酸及酵素，熱量低，口感清爽，但自體免疫疾病患者不宜食用。苜蓿芽可以用其他芽菜代替。

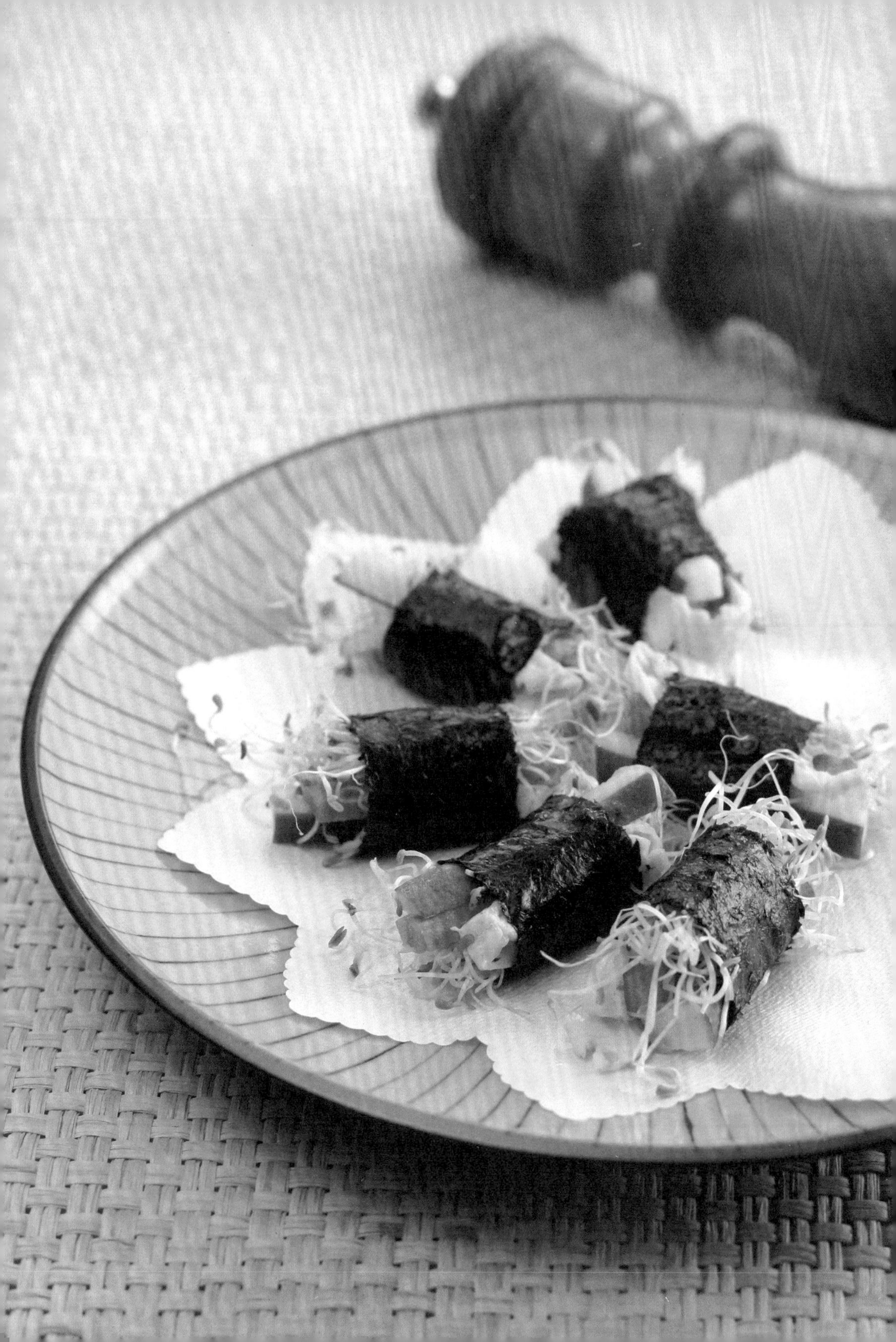

水果燕麥粥

● 材料

燕麥片1 杯、水果1杯 （蘋果、香蕉均可）
加州梅3 粒、糖蜜1湯匙

● 作法

1 以滾水將燕麥片泡成粥。

2 加州梅及水果均切成小丁。

3 將加州梅、水果丁放在燕麥粥上，加上糖蜜調味即可。

微鹼食物這樣吃

燕麥在加工過程中，內胚乳及胚芽不會被去除，所以其中所含的營養素也得以保存，包括維生素B群、維生素E及鐵、鈣等礦物質，而且燕麥所含的蛋白質的量和質要比其他穀類爲高。燕麥所含的水溶性纖維質，有助於降低血膽固醇。

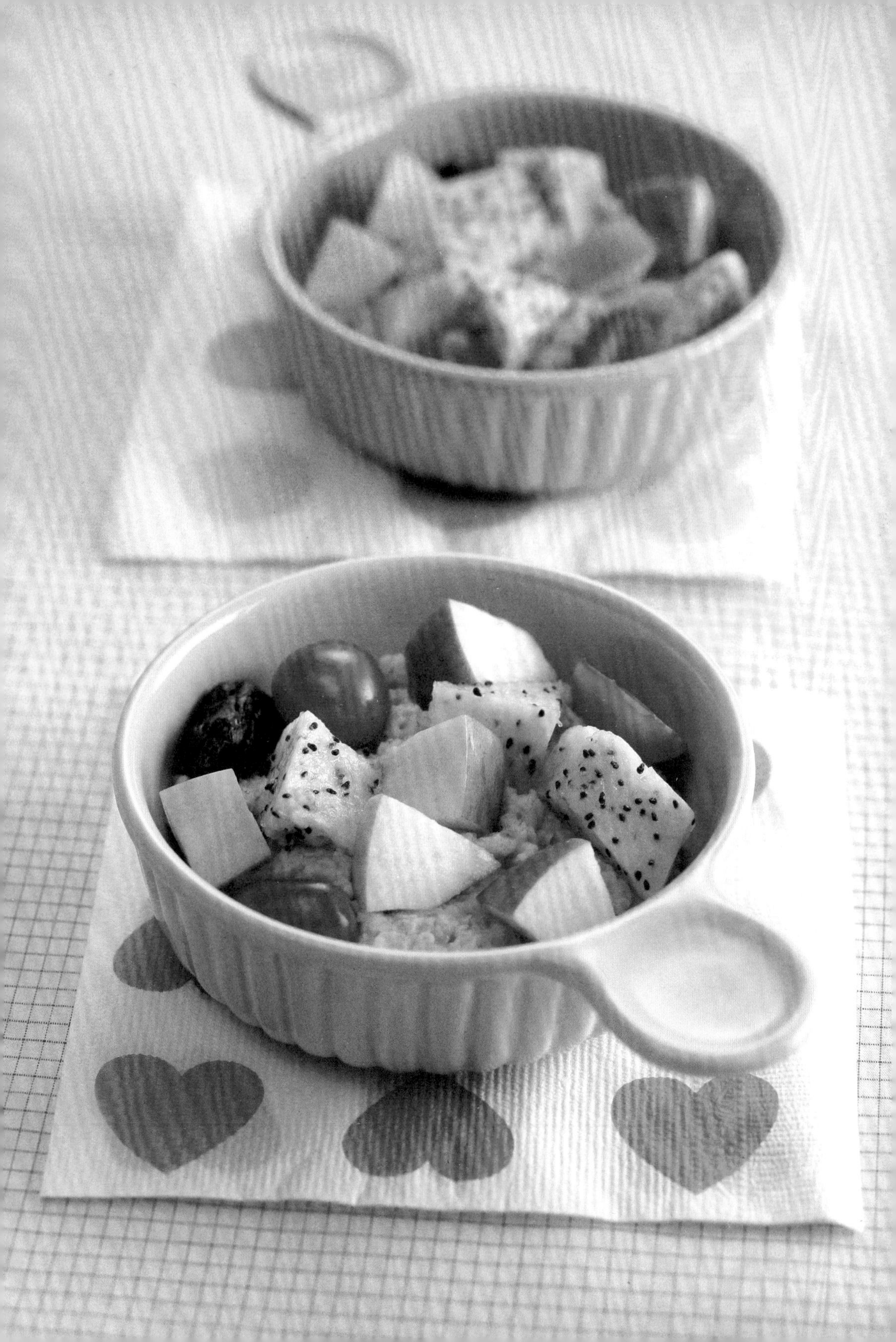

泡菜飯糰

● 材料

十穀米1杯、水3杯、小黃瓜半條
泡菜150公克、堅果粉適量

● 作法

1 十穀米洗淨，加水浸泡2小時，以電鍋煮熟，放涼備用。

2 小黃瓜洗淨後切小丁，川燙一下。

3 泡菜切碎。

4 取適量十穀米飯，包入泡菜、小黃瓜，沾上堅果粉即可。

微鹼食物這樣吃

泡菜中有乳酸菌，還有豐富的膳食纖維、辣椒素、維生素（A、B_1、C）、胡蘿蔔素、木質素、菸鹼酸、銅、鋅、錳、硒、鉬、鈣、磷及鐵等營養，有通便、淨化腸道、預防便祕、降低膽固醇、預防心血管疾病的功效。

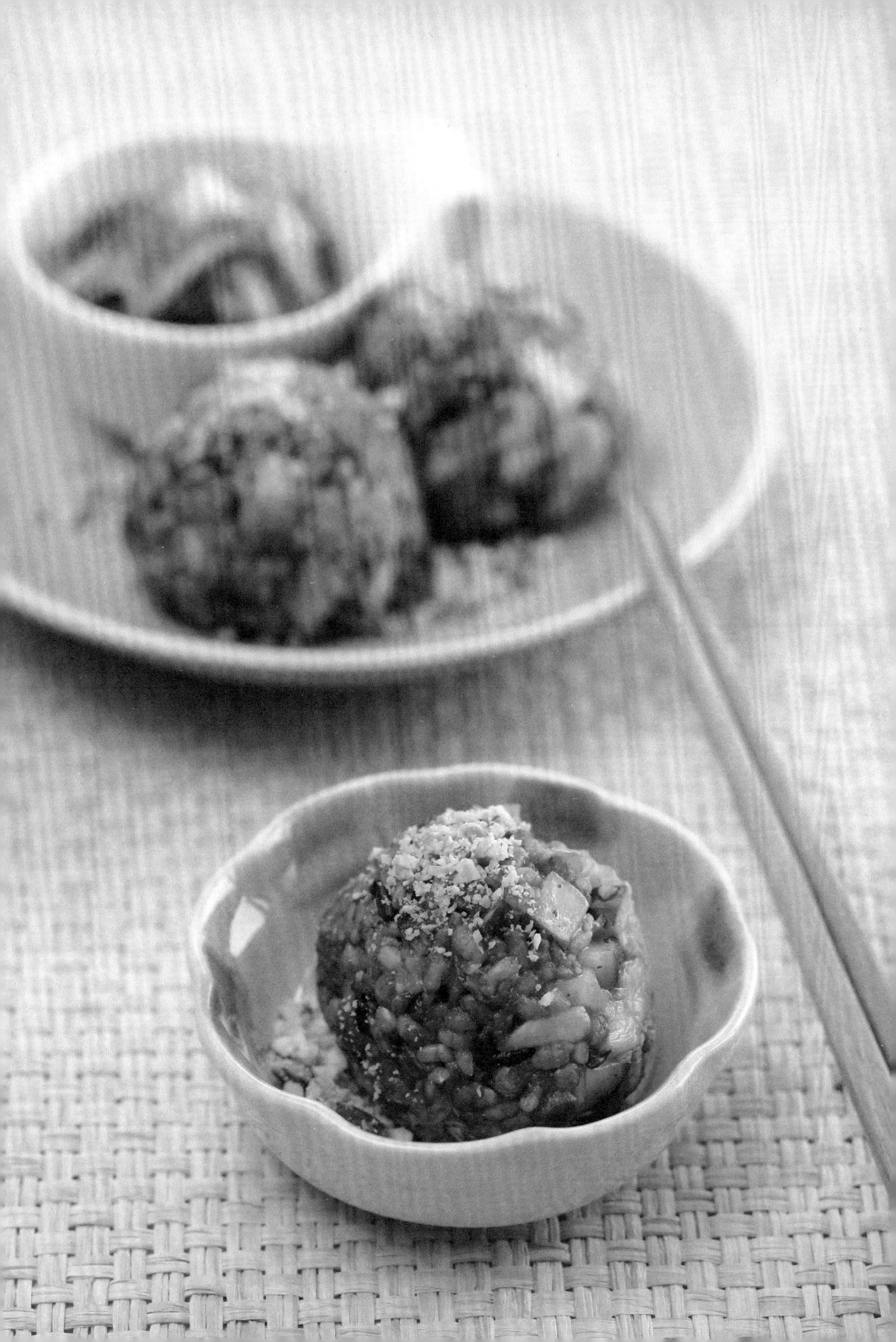

養生粥

● 材料

十穀米1杯、水1000CC、當歸1片
黃耆10公克、珊瑚草2公克、枸杞1大匙
紅棗10顆、鹽適量

● 作法

1 將十穀米洗淨，浸泡8小時，瀝乾水分。

2 加水1000CC、當歸、黃耆、珊瑚草、紅棗，放入電鍋燉煮成粥即可。

微鹼食物這樣吃

未加工過的十穀米營養素含量是白米的十七倍，有豐富的纖維質，維生素B群、維生素E和優質的不飽和脂肪。研究指出多吃全穀、五穀雜糧食物較少罹患癌症及心臟血管疾病、腦中風。

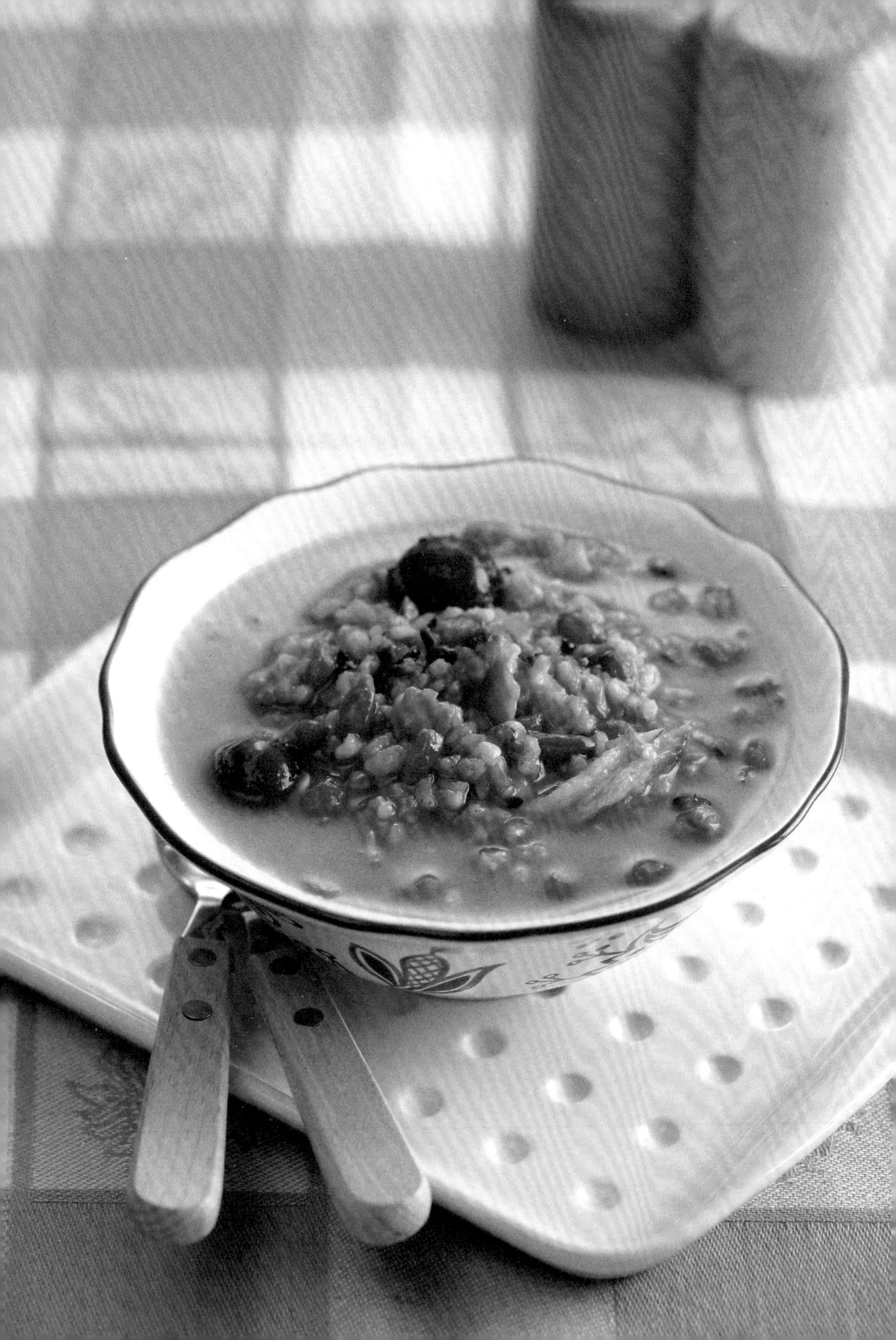

苜蓿芽生菜沙拉

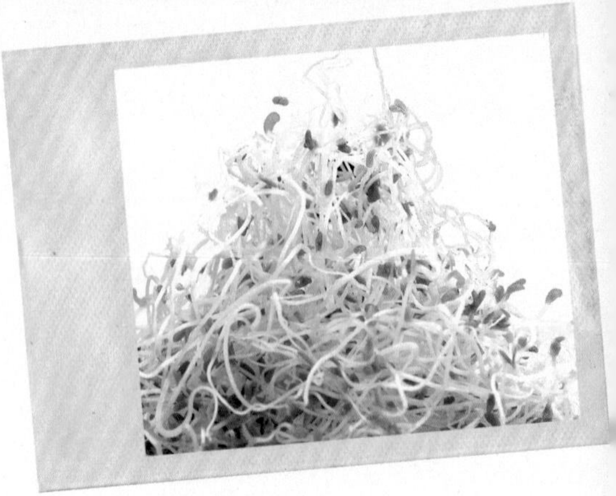

● 材料

苜蓿芽10公克
3種當令水果（如番茄1/2個、鳳梨數片、奇異果1/2個（水果品種可變化））

● 調味醬

大豆卵磷脂1匙、小麥胚芽1/2匙
啤酒酵母1/2匙、優酪乳2毫升

● 作法

1 將苜宿芽洗淨置於盤中。

2 水果洗淨後分別切成薄片，擺放盤中。

3 將大豆卵磷脂、小麥胚芽、啤酒酵母、優酪乳調和拌勻，做成佐醬，再淋於蔬菜上即可。

微鹼食物這樣吃

常吃這道生菜沙拉可滋養腦細胞，降低膽固醇，還能增加血管的彈性，延遲老化，增加抵抗力，加速體內酸毒的排除，因此能改善體質，讓皮膚保持光澤、美麗。

精力湯

● 材料

新鮮腰果3粒、松子10粒、海帶芽5公克
蘋果1個、胡蘿蔔3條、苜蓿芽150公克
3種綠色葉菜（如龍鬚菜、豌豆苗、
萵苣葉）約300公克

● 作法

1 腰果、松子、海帶芽洗淨後以溫成開水泡20分鐘，再撈起瀝乾水分；綠色葉菜洗淨、切碎。

2 蘋果洗淨、去皮後切成丁，胡蘿蔔洗淨後榨成汁（約300毫升）。

3 將苜蓿芽、綠色葉菜一起放入果汁機中榨汁。

4 繼續加入腰果、松子、海帶芽，加入胡蘿蔔汁、蘋果丁，一起攪打均勻。

微鹼食物這樣吃

這道湯一定要趁鮮飲用。常喝可改變酸性體質，增強抗病力。

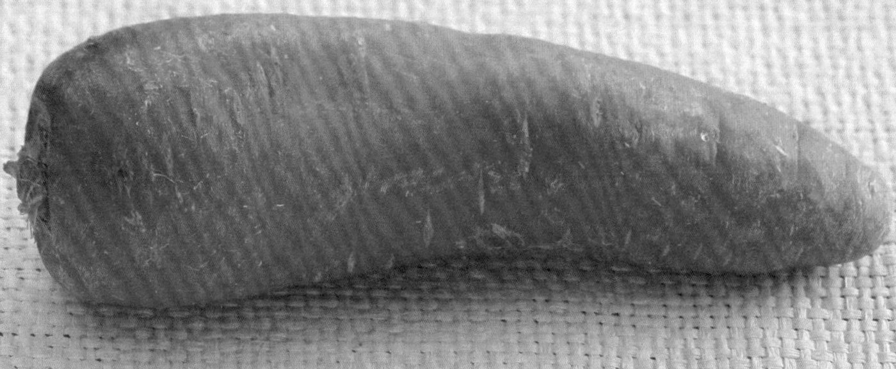

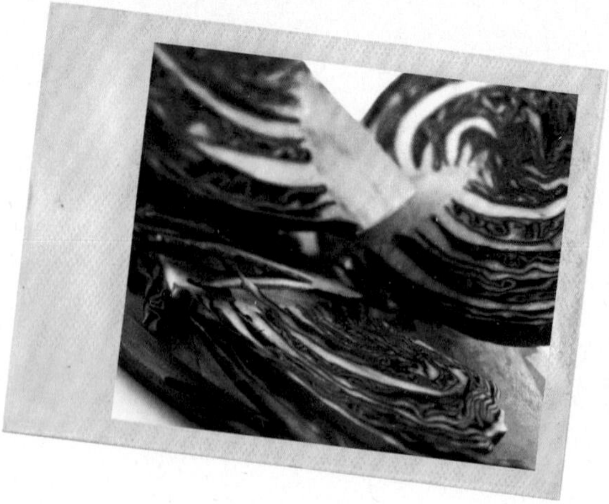

蔬菜捲

● 材料

苜宿芽30公克、紫色高麗菜30公克
甜椒（黃、橙、紅三色）40公克
豌豆苗30公克、葡萄乾10至15粒
大豆卵磷脂1匙、小麥胚芽1/2匙
黑芝麻粉1/2匙

● 作法

1 苜宿芽洗淨，紫色高麗菜洗淨、切絲，甜椒洗淨、去籽、切絲，豌豆苗洗淨。

2 將所有蔬菜置於大碗中。

3 加入葡萄乾、大豆卵磷脂、小麥胚芽、黑芝麻粉，拌勻後一起包入全麥春捲皮。

微鹼食物這樣吃

這道蔬菜捲纖維質豐富，常吃可改善體質，使人精力旺盛。

芽菜壽司捲

● 材料

苜蓿芽、綠豆芽、葵瓜芽、胡蘿蔔絲
豌豆苗、海苔片各適量；鹽少許

● 作法

1 苜蓿芽、綠豆芽、葵瓜芽、胡蘿蔔絲、豌豆苗洗淨後瀝乾水分，以鹽稍加調味，拌勻。

2 將海苔片攤平，平均鋪上調味過的芽菜，包成手捲即可。

微鹼食物這樣吃

這道芽菜壽司捲建議現做現吃，海苔片才不會軟化而影響口感。

芽菜富含纖維素和抗氧化物質，有利於清掃腸內和體液中的酸毒，常吃可改變酸性體質。

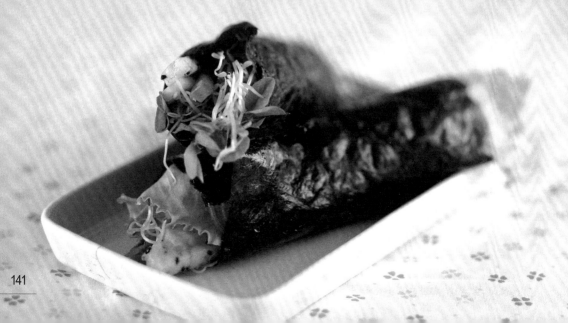

海帶粥

● 材料

海帶50公克、糙米50公克

● 作法

1.將海帶泡發洗淨，切成細絲。

2.糙米洗淨，放入鍋中，加入適量的水，以大火烹煮。

3.煮沸後加入海帶絲，轉爲小火，煮至熟爛即成。

微鹼食物這樣吃

建議可作爲早餐主食吃。海帶富含鉀和鈣，是強鹼性食物，能清熱、利尿、降血壓，常吃可使酸性體質變成微鹼體質。

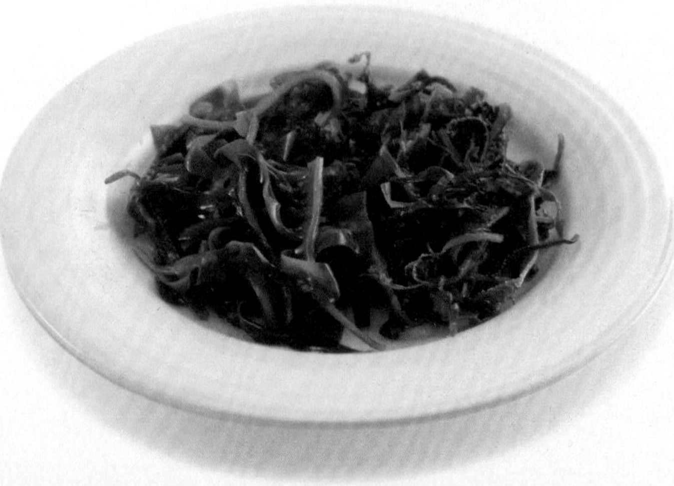

淨血蔬果汁

● 材料

蘿蔔1條、大芹菜2片、大番茄1個
檸檬1個

● 作法

1.胡蘿蔔、大芹菜、大番茄洗淨後切塊狀，放入果汁機中打成汁。

2.檸檬洗淨後榨出原汁，將汁放入果汁機中，攪打成蔬果汁。

微鹼食物這樣吃

建議立即飲用，這道果汁是十分可口的鹼性飲料，富含酵素，可降膽固醇，清除血液中酸毒，並且能淨化血液，能防治動脈硬化的心腦血管疾病。

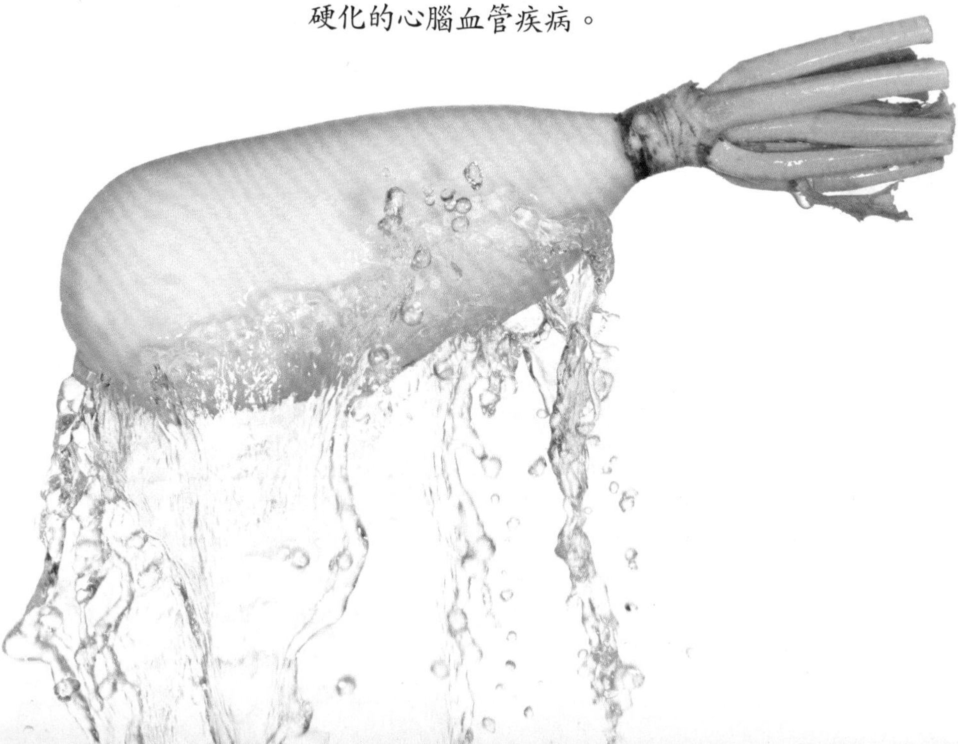

萵苣莖葉汁

● 材料

鮮萵苣莖葉500至1000公克

● 作法

將萵苣莖葉洗淨，切細後放入果汁機中榨成汁。

微鹼食物這樣吃

建議於睡前喝一至二湯匙菜汁。汁液也可用來拌芹菜葉（做法與涼拌芹菜葉相同，但不用油，以萵苣莖葉汁代替油），作爲正餐配菜食用。

萵苣莖葉是鹼性食品，其中鉀的含量是鈉的二十七倍，能減輕心臟負擔，使血壓維持正常。白天吃涼拌萵苣葉或生吃莖葉，晚上再喝鮮萵苣莖葉汁一至二湯匙，對緩解神經緊張、安眠、調整心律有顯著功效。

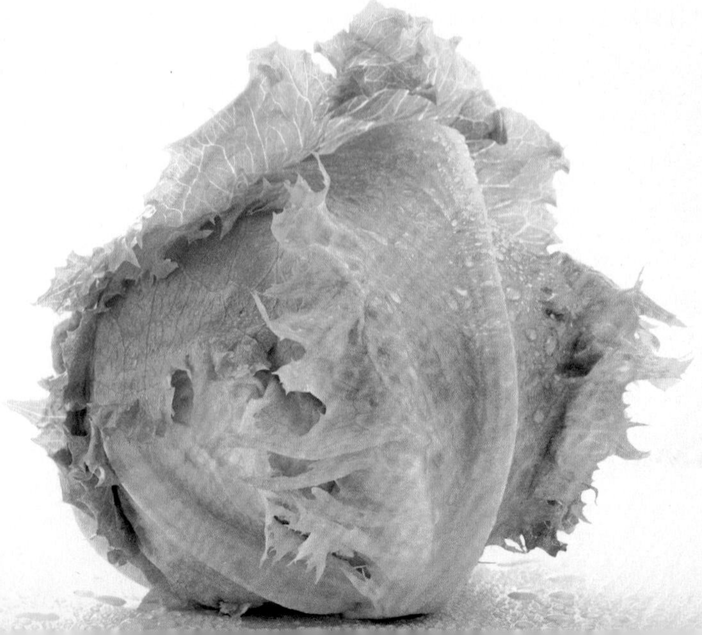

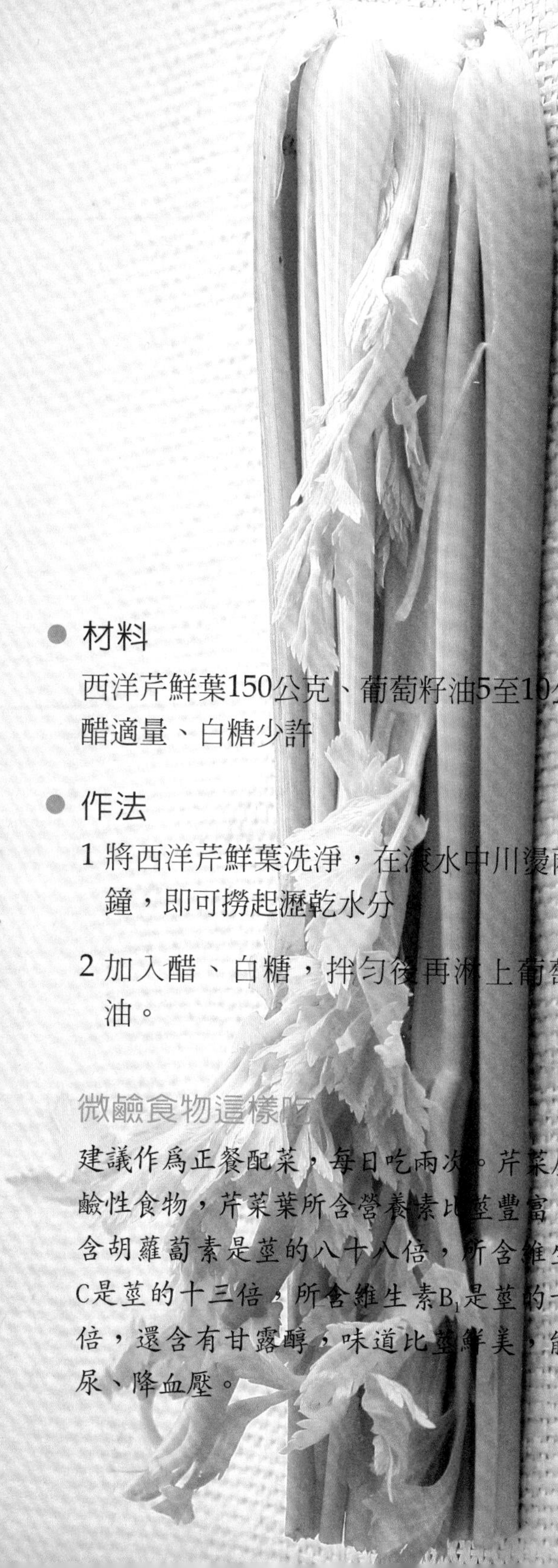

涼拌芹菜葉

● 材料

西洋芹鮮葉150公克、葡萄籽油5至10公克

醋適量、白糖少許

● 作法

1 將西洋芹鮮葉洗淨，在滾水中川燙兩分鐘，即可撈起瀝乾水分

2 加入醋、白糖，拌勻後再淋上葡萄籽油。

微鹼食物這樣吃

建議作為正餐配菜，每日吃兩次。芹菜屬於鹼性食物，芹菜葉所含營養素比莖豐富，所含胡蘿蔔素是莖的八十八倍，所含維生素C是莖的十三倍，所含維生素B_1是莖的十一倍，還含有甘露醇，味道比莖鮮美，能利尿、降血壓。

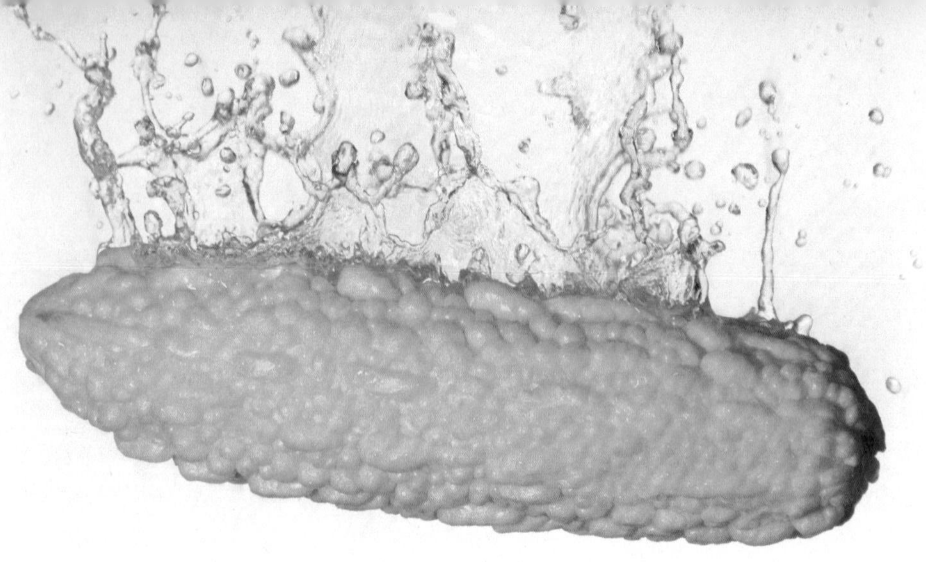

涼拌苦瓜

● 材料

鮮苦瓜2個、鹽少許、醋適量、醬油適量

● 作法

1 苦瓜洗淨後去籽，切成薄片，在沸水中過一下水，撈出後瀝乾水分置盤。

2 將鹽、米醋、醬油拌勻，做成醬汁，食用時淋於苦瓜上。

微鹼食物這樣吃

苦瓜屬鹼性，含多肽P，有類似胰島素的作用。苦瓜還富含維生素C，每一百克含五十六毫克，是檸檬汁的兩倍。苦瓜還能清熱解毒、抗菌消炎，可預防糖尿病和皮膚感染。

番茄炒菠菜

● 材料

紅番茄2個（約200公克左右）
鮮菠菜200公克、橄欖油2大匙、醬油1大匙

● 作法

1 紅番茄洗淨，撕去表皮，切成條塊；菠菜洗淨後切段，瀝乾水分。

2 以橄欖油起油鍋，炒熟番茄，再放入菠菜續炒，以醬油調味，快速炒勻即可。

微鹼食物這樣吃

番茄、菠菜都是鹼性食物。菠菜富含鉀，每百公克含鉀三百一十一毫克，含鉀豐富的食物有降血壓的功效。番茄含鉀量也豐富，每百公克含鉀一百六十三毫克，且富含番茄紅素，有降血脂、降血糖、降血壓及防癌、抗癌等多種功效。美國哈佛大學專家指出，高血壓患者多吃番茄、菠菜可預防中風。

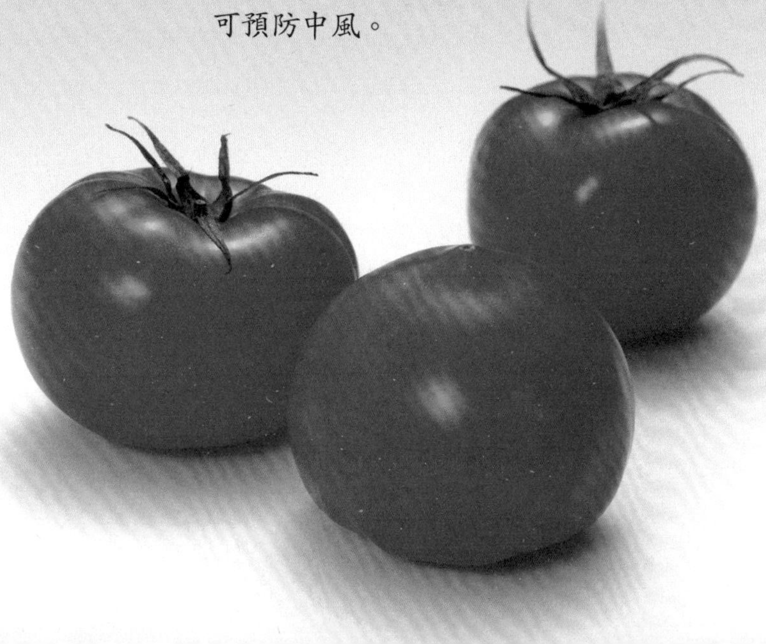

清炒空心菜

● 材料

新鮮空心菜250公克
橄欖油1大匙、鹽少許

● 作法

1 空心菜洗淨，將莖切成段，葉的部分不切。

2 以橄欖油起油鍋，燒熱後，先下空心菜莖，加鹽少許，炒勻後下空心葉，炒熟即起鍋。

微鹼食物這樣吃

這道菜可作爲佐餐食用，建議每日吃兩份，食用時請細細咀嚼。空心菜中含類胰島素和纖維素，有不錯的降血糖作用。

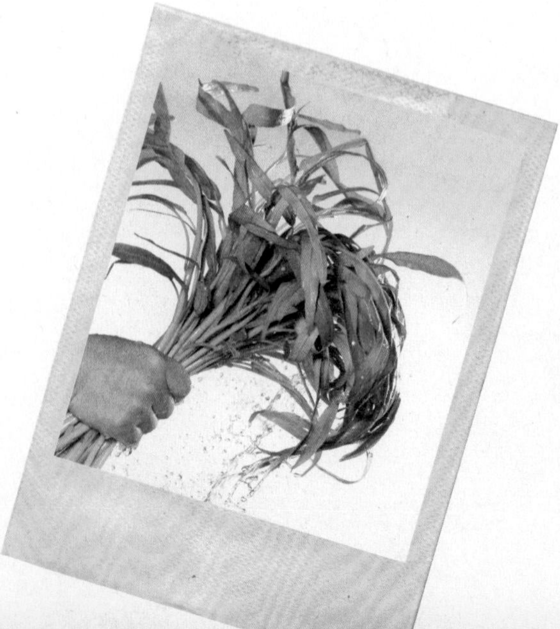

烏龍粥

● 材料

薏仁30公克、冬瓜仁100公克、紅豆20公克
乾荷葉30公克、烏龍茶10公克

● 作法

1 將薏仁、冬瓜仁、紅豆放入鍋中，加入適量的水，煮至爛熟。

2 將乾荷葉公克、烏龍茶公克以紗布包起，放入粥中，煮七至八分鐘後再取出紗布包。

微鹼食物這樣吃

這道烏龍粥可以作為早餐，常吃可減輕體重。食材中除薏仁屬微酸 外，其餘均屬鹼性，加上荷葉、烏龍茶，使整鍋粥呈鹼性，降血脂、利尿、排酸毒的效能很不錯。

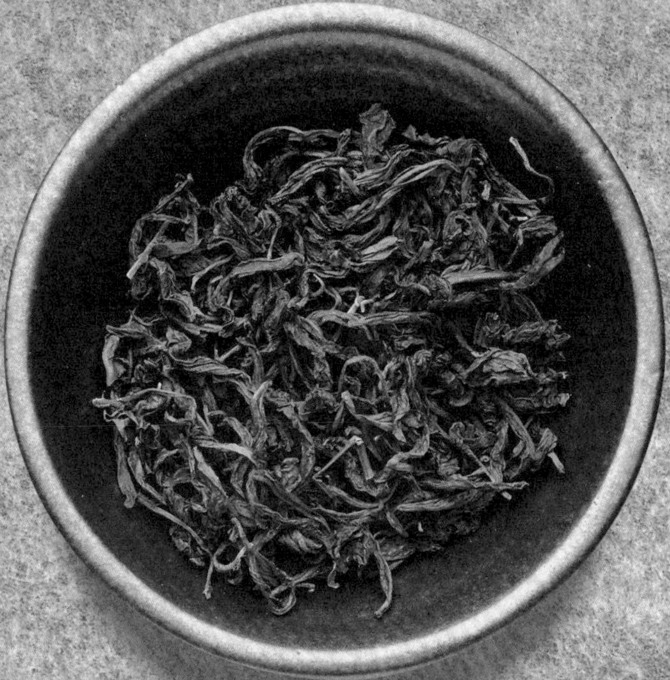

新鮮青菜湯

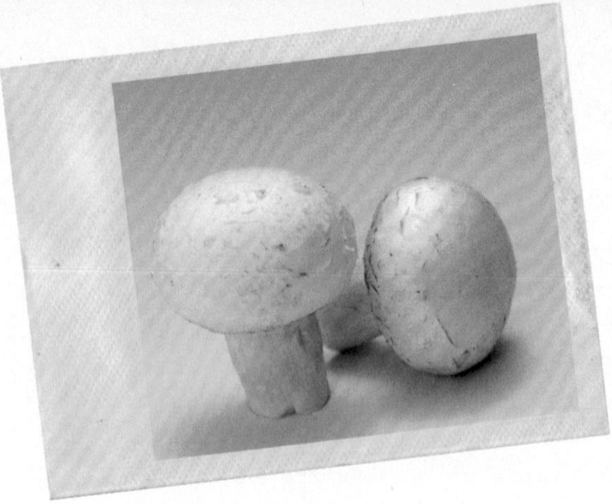

● 材料

空心菜適量（或萵苣葉、小白菜
黃豆芽、蘑菇等適量）醬油少許
醋少許

● 作法

1 空心菜洗淨後切段（萵苣葉洗淨後撕大片，小白菜洗淨後切段，黃豆芽洗淨，蘑菇洗淨後對切），放入滾沸的湯鍋中煮成蔬菜湯。

2 加入醬油、醋調味。

微鹼食物這樣吃

午餐前喝一碗，可減少主食及副食的攝取量，除了喝湯，建議一起把菜吃下。上述新鮮蔬菜都屬於鹼性，含有大量的鈣、鎂、鉀等礦物質和大量纖維素，有中和酸毒和排出酸素的功效。

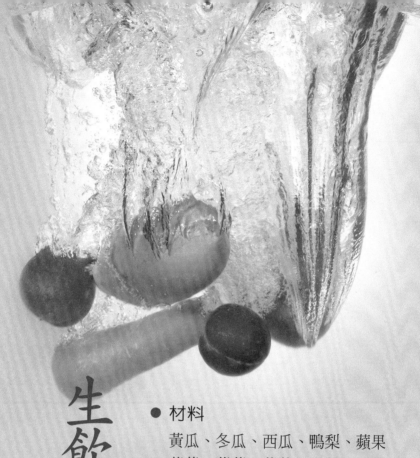

生飲果菜汁

● 材料

黃瓜、冬瓜、西瓜、鴨梨、蘋果
草莓、蘿蔔、芹菜、白菜、韭菜
番茄各1個

● 作法

每次瓜、果、菜各選取一種，洗淨、置入果汁機中取汁水。

微鹼食物這樣吃

現榨現喝，每天三次，每次建議量爲三百毫升左右，因有豐富飽足感，在餐前飲用，可減少主食的攝取量。食譜中的瓜、果、蔬都屬於鹼性食物，維生素C含量豐富，具化脂肪、降血脂、減肥的功效。黃瓜等瓜類還含丙醇二酸，能抑制糖類轉化爲脂肪。蔬菜中所含的鉀，有利尿、排酸毒之效。

紫菜湯

● 材料

乾紫菜10公克、醬油5公克、麻油5公克

● 作法

1 將乾紫菜以溫水泡發，泡發後加上一碗水，入鍋煮沸。

2 加入醬油、麻油，攪拌均勻後即可起鍋。

微鹼食物這樣吃

建議在每晚飯前半小時趁熱喝。紫菜屬於鹼性食物，含有碘和粗纖維，不僅能清除腸內酸毒、腐敗氣體與食物殘渣，還能降血脂、降血壓，因此能預防高血壓。對付便祕也有不錯的效果。

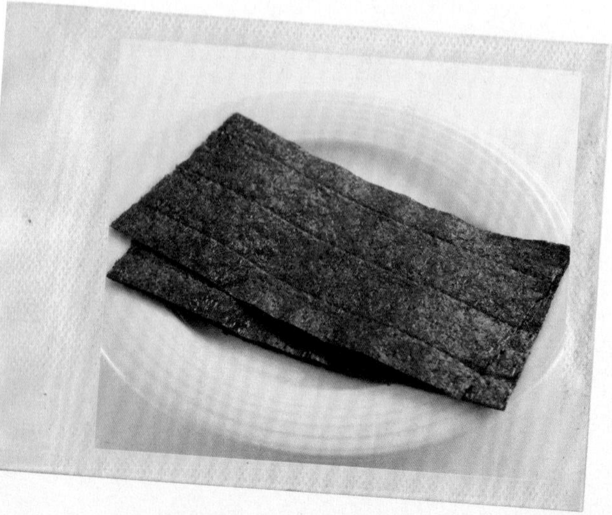

刺五加茶

● 材料

刺五加乾品10公克

● 作法

將刺五加切細，放入杯中，沖入白開水，加蓋燜泡二十分鐘即可。

微鹼食物這樣吃

這道刺五加茶可做爲一般茶飲。

刺五加與人參都是五加科植物，含刺五甲、三皂、黃酮類物質，能補氣益精、強意志、堅筋骨。根據研究指出，刺五加能增加體力、抗疲勞，促進腎上腺皮質激素分泌，增強應激、適應能力，改善心肌缺血，大腦血氧供應，調節酸鹼平衡。

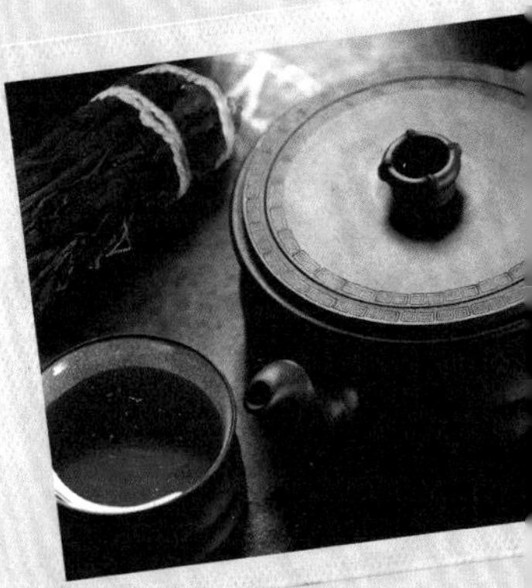

西洋參茶

● 材料

西洋參（花旗參）6公克

● 作法

1 西洋參（花旗參）切成薄片，放入茶杯中，沖入白開水，加蓋悶泡十五分鐘後即可飲用。

2 可重複沖泡至無味，參渣可嚼服。

微鹼食物這樣吃

西洋參屬鹼性，具補氣生津、抗缺氧、抗疲勞之效。但西洋參有升壓作用，血壓高者不宜。

去油茶

● 材料

紅茶6公克

● 作法

將紅茶放入杯中，沖入白開水，加蓋燜泡五分鐘即可飲用。

微鹼食物這樣吃

建議在上、下午各喝一杯，晚上禁飲。也可以綠茶沖泡。

茶屬鹼性，不僅利尿，也能排酸毒，若是長期飲用，則有化脂作用，被視爲苗條妙藥。

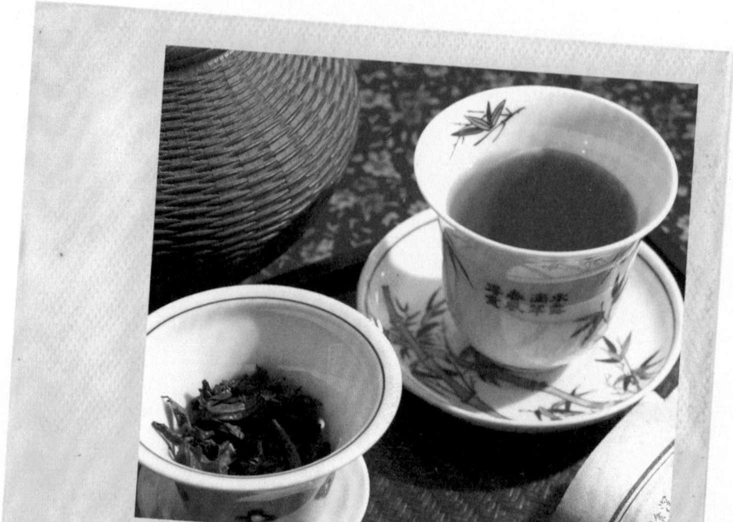

靈芝茶

● 材料

菌靈芝10公克

● 作法

將靈芝搗碎，放入杯中，沖入白開水，加蓋燜泡二十分鐘即可。

微鹼食物這樣吃

這道靈芝茶可做爲一般茶飲。

靈芝屬鹼性，含有機鍺和多醣體。據《本草綱目》記載，靈芝可「益心氣，增智慧，久服輕身（減肥）、不老延年。」而根據現在的研究，靈芝不僅可以強心、降血壓、降血脂、降血糖、耐缺氧、抗疲勞、提高免疫力、抗癌，還有清除自由基、抗衰老等多種功效。

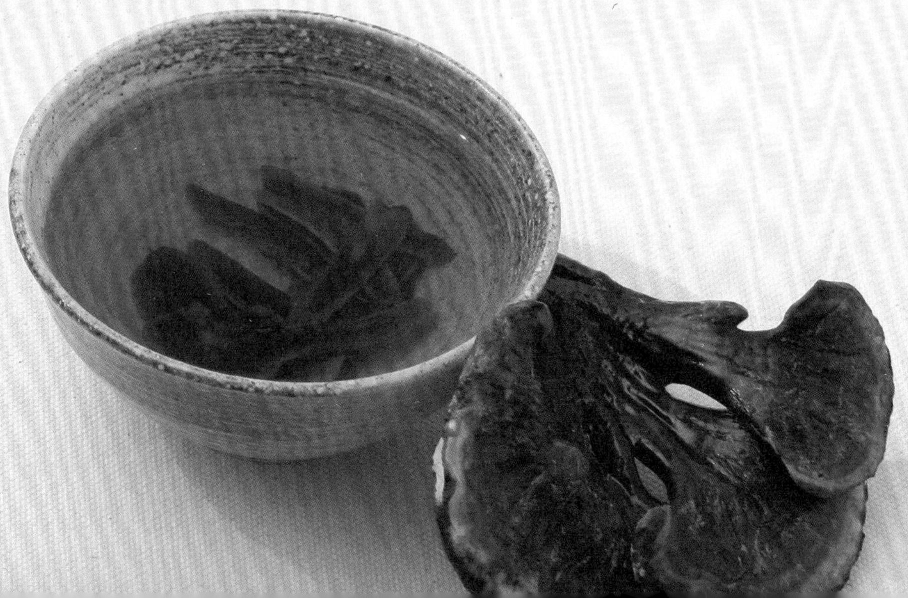

國家圖書館出版品預行編目(CIP)資料

吃出微鹼好體質：50道微鹼料理，讓你病痛不上身【暢銷新版】/ 黃苡菱著.
-- 二版. -- 新北市：養沛文化館，2016.08
面；公分. --（SMART LIVING養生健康觀；8）
ISBN 978-986-5665-35-7（平裝）

1.健康飲食 2.生機飲食 3.食譜

411.3　　105013144

【SMART LIVING養身健康觀】08
吃出微鹼好體質
50道微鹼料理，讓你病痛不上身【暢銷新版】

作　　者 / 黃苡菱
發 行 人 / 詹慶和
總 編 輯 / 蔡麗玲
執行編輯 / 白宜平
編　　輯 / 蔡毓玲・劉蕙寧・黃璟安・陳姿玲・李佳穎
執行美術 / 韓欣恬
美術編輯 / 陳麗娜・周盈汝
出版者 / 養沛文化館
發行者 / 雅書堂文化事業有限公司
郵政劃撥帳號 / 18225950
戶名 / 雅書堂文化事業有限公司
地址 / 新北市板橋區板新路206號3樓
電子信箱 / elegant.books@msa.hinet.net
電話 / (02)8952-4078
傳真 / (02)8952-4084

2016年08月 二版一刷　定價280元

總經銷 / 朝日文化事業有限公司
進退貨地址 / 新北市中和區橋安街15巷1號7樓
電話 /（02）2249-7714　傳真 /（02）2249-8715

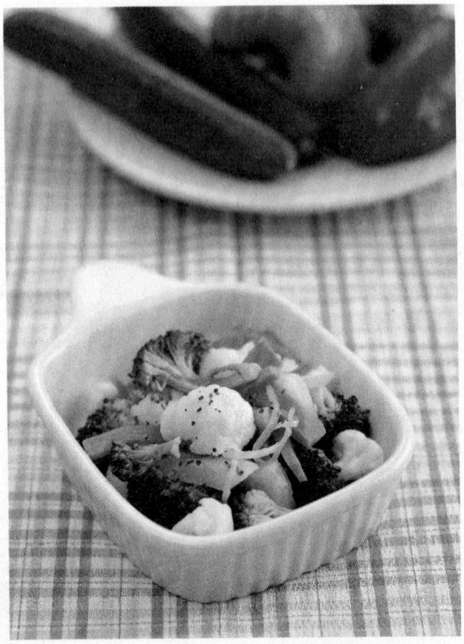

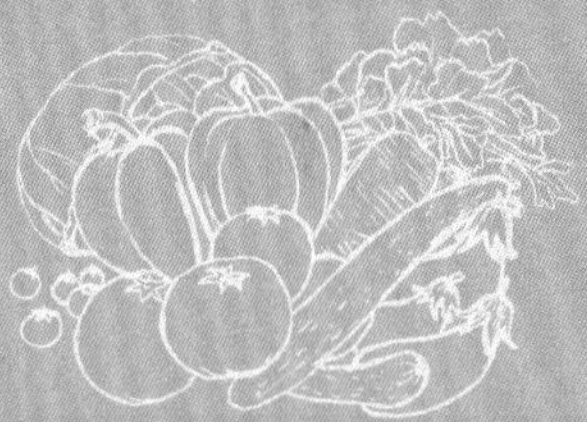

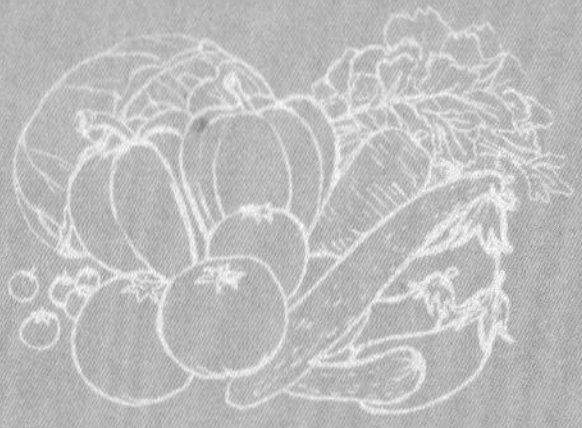